SHODENSHA
SHINSHO

血液型の科学

――かかる病気、かからない病気

藤田紘一郎

祥伝社新書

はじめに

日本人は血液型による性格判断の話が大好きです。実際、雑誌の後ろや朝の情報番組の終わりなどには血液型占いがあることが多いようです。

けれども、「人の性格が、血液型を決めるたった一種類の遺伝子で決まるはずはない」と考えている人は多いようです。一方で、日本人の半数近くが「血液型による性格の違いがある」と実感しているというデータもあります。

果たして、どちらが正しいのでしょうか。

科学者の多くは否定的です。中には、「血液型は血液中のたんぱく質によるものであって、性格とは何ら関係がない。血液型性格論は『えせ科学』である」と述べた学者もいます。

しかし、この学者は、人の血液型を決める「血液型物質」というものがどんなものであって、どのようにして出現してきたかをまったく知らないようです。

そもそも、ABO式血液型物質は「血液型」という名称がついてはいるものの、単に血球に付着した物質ではありません。たんぱく質ではなく、糖鎖《とうさ》と呼ばれるものであって、細胞や内分泌液《ないぶんぴつ》など、体内のあらゆる場所に存在しています。特に胃では一〇〇％、腸でも五〇％以上に認められている物質です。

しかも、この血液型物質は人間ばかりでなく、他の動物や細菌までもがもっています。いってみれば、地球上の人間を含めたすべての生命体が共有する遺伝物質なのです。

血液型で性格を考えるのは、本当に「えせ科学」なのでしょうか。

本文で詳しく述べるように、血液型の違いは、免疫力の違いに直結しています。

そのため、人間は生まれながらにして、血液型によってかかりやすい病気とかかりにくい病気とがあるのです。さらに、血液型によって好みの食物や体に合う食物が違ってもきます。これは、血液型によって、ヒトが過去から受け継いできた遺伝的な体質に違いがあることから生じます。

そのように考えれば、血液型によってある程度性格が規制されるのは、むしろ当然ではないのでしょうか。

血液型物質は遥《はる》か太古《たいこ》から地球上の生命と共に存在してきた物質です。なぜ、血液型物質が生物間で存在するようになったのでしょうか。そして、私たち人間の体のなかでどんな役割を担《にな》っているのでしょうか。

これらの血液型にまつわる事項について、本当に科学的な解説を試みた本は今までになかったと思います。本書は、ＡＢＯ血液型に本格的な科学的メスを入れて、本質を探究したものです。

この血液型物質を探究することは、私たち人間のことを理解する糸口になる可能性がある、と考えられます。幸い、ＤＮＡ解析《かいせき》や科学技術の進歩に伴い、遺伝子レベルでの研究も可能になりました。つい十数年ほど前まで、すべてが謎に包まれた領域でしかなかったＡＢＯ式血液型に関しても、いよいよ、その堅い殻が溶解されつつあるところにきているといっていいでしょう。

私は今、人間総合科学大学で、人間について総合的に理解する方策について研究していま す。ＡＢＯ式血液型もその一つの強力なツールとして考えています。この本が読者の皆さんにとって、血液型を通して人間というものを理解するための一助になれば幸いです。

本書の執筆の機会を与えてくださった祥伝社黄金文庫の吉田浩行編集長と、複雑な血液型の科学的内容を新書の形に導いていただいた高田秀樹さんに感謝する次第です。

藤田《ふじた》 紘一郎《こういちろう》

二〇一〇年一月

目次

第一章　血液型による性格診断は「エセ科学」か

第二章　血液型とはそもそも何か

第三章　血液型はどのようにして生まれたか――人類は全員Ｏ型だった

第四章 血液型で決まる「体に合う食物・合わない食物」

第五章　血液型が左右した病原菌との闘い

第六章 血液型別・かかりやすい病気とその対策

図版制作——DAX

第一章　血液型による性格診断は「エセ科学」か

血液型性格診断は「エセ科学」か

以前、血液型と結婚を結びつけた「血液型別オンナが結婚する方法♪」（フジテレビ系〇九年二月放送）というテレビドラマを見ました。加藤《かとう》ローサ（A型）、釈由美子《しゃくゆみこ》（B型）、香椎《かしい》由宇《ゆう》（O型）、水川《みずかわ》あさみ（AB型）の四人が、それぞれ自分の血液型のヒロインを演じていました。A、B、O、ABの四つの血液型の女性をヒロインに、結婚への道をコメディータッチで描いた作品です。

このドラマの特徴は血液型で性格を決定づけていることです。A型は「安定志向」、B型は「好奇心旺盛《おうせい》」、O型は「おおらか」、AB型は「マイペース」といった具合です。私が気になったことは、このドラマでは性格を血液型で完全に類型化していたことです。

案の定、その週の日曜日のある新聞の社説に「血液型では性格は決まらない」という文章がありました。

その新聞の社説が引用したのが、米誌「ニューズウィーク」の電子版でした。「日本では血液型は結婚相談所から職業の決定にいたるまで決定的な役割を持ち、いかに科学的に反論しても歯が立たない」という記事でした。

　しかし、この意見は少し極端すぎると私は思うのです。確かに、従業員に仕事を割り当てる場合に血液型を利用している会社や、血液型を結婚の相性を見る道具として使っている場合があるかもしれませんが、それだけがすべてを左右する決定的なものであるとは誰も思っていないのではないでしょうか。

　しかし、日本でこれほど血液型性格論がはやるのは、日本人の多くが「血液型による性格の違いがある」と実感しているからです。二〇〇七年秋にＮＴＴナビスペースが調査した結果、七万を超す回答者のうち女性の六三・一％、男性の四七・三％が「血液型による性格の違いがある」と答えていました。

　日本人は、血液型から得られた知識を一つの情報源として利用したり、血液型占いなどを楽しんでいる人が多いということではないでしょうか。

　一方、日本の知識人が恐れていることは、血液型性格論が人にレッテルを貼ったり、決めつけたりすることではないかと私は思っています。これが差別や偏見の入り口になるのではないかという主張には私も同意見です。確かに、血液型による性格判断は本人の能力や資質とは関係がないからです。

しかし、そうだからといって、「血液型は人間の性格形成とはまったく無関係」としてしまうのもまた極端な話です。

先の「ニューズウィーク」（電子版）の記事のなかで菊池聡《きくちさとる》信州大准教授（心理学）は「血液型は血液中のたんぱく質によるものであって、性格とは何ら関係ない。血液型性格論は『エセ科学』であり、その考えは人間理解の妨《さまた》げになり、人種差別主義と同じようなものである」と語っています。

しかし、血液型で性格を考えるのは、本当に「エセ科学」なのでしょうか。

後で詳しく述べますが、血液型によって宿命的に免疫力は決まってしまいます。そのため、血液型によってかかりやすい病気とそうでない病気とがあります。また、血液型によって体に合う食物と合わない食物とがあることが科学的に証明されているのです。

そうであるならば、血液型によって性格が決まることもあると考えるのが、むしろ自然ではないでしょうか。

腸にも骨にも血液型がある

ある新聞の社説では「ＡＢＯ血液型は輸血にしか役立たない」と述べて、人間を見るための判断材料にはまったくならない、と結んでいました。ひょっとしたら、その主張の根拠は、血液型物質は血液（赤血球）のみにある物質だと考えていることにあるのではないかと疑ってみたくなります。

もしそうだとしたら、とんでもない話です。血液型物質は最初に血液から発見されたためそう命名されただけで、実際は体のなかの体液はもとより、臓器や筋肉などのすべて、爪、歯、骨にいたるまで全身にいきわたっているのです。

体内の血液型物質の分布を見ると、実にさまざまな器官に分泌し、特に胃や腸には赤血球表面よりずっと多量に含まれているのです。「血液型」という名称に惑わされて、本来の「血液型物質」の役割についての認識ができていないのではないでしょうか。

胃や腸のなかにＡＢＯ血液型物質が非常に多く存在することは、そこで何らかの働きをしているということになります。

東北大の齋藤《さいとう》忠夫《ただお》教授は多くの微生物がＡＢＯ血液型物質に特異的に吸着していることを

明らかにしました。私は、腸内細菌がもつA型物質やB型物質が、人間の体内に潜《もぐ》り込むことで遺伝子移入が起こったのではないかと考えています。このことは、胃や腸のなかに血液型物質がもっとも多く分布していることを考えても、納得のいく話です。

さらに、腸は栄養分を吸収する器官であると同時に、体にとって有害なものを排除するバリヤー器官、そして免疫機能を司る重要なコントロールタワーのような役目もしています。また、腸は、動物の進化の過程で最初にできた臓器です。腸の周りに脳が生まれ、続いてその他の器官ができました。人間になってもその関係は「脳・腸相関」という形で結びついており、脳の情報は脊髄《せきずい》と自律神経を通じて、腸管粘膜のなかにある神経細胞にすべてが伝達されます。「腸は第二の脳」といわれている由縁《ゆえん》です。

腸に血液型物質が非常に多く含まれており、その腸が脳と密接なつながりをもっていることを考えると、血液型は体質や性格にも影響を与えていると考えるほうがむしろ妥当ではないでしょうか。

最近では、腸の血液型物質と病原体との吸着や、血液型物質と適合する食品の研究が開始されました。こうした血液型物質との結合性に関する研究が進めば、それぞれの「体質」に合った食事や薬、病気の治療法が生み出されるという、医療にとって画期的な進展が見られることは間違いないと考えられます。

「血液型と性格」のタブーの歴史

学問の世界では、血液型と性格の関係への言及がタブー視されています。

これは、第一次世界大戦中のドイツで、ナチスがユダヤ人迫害のスローガンとして「純粋なアーリア人の血をユダヤの血で汚すな」と、血で人が異なることを主張したことに関係があると思います。

「血液型性格学」という学問は昭和初期に作られ、第二次世界大戦前にも何度かブームになりましたが、その時問題になったのが「血液型が人種差別の道具」として使われたということです。

一九二四年に、ドイツのF・シュルツとF・ヴォーリッシュが「知識人には『A型』が多く、犯罪者には『B型』が多い」という論文を発表し、B型の少ない白人はB型の多いインド人に比べて「優位」であるとしました。B型はサルやヒツジなど下等な動物に多いことからみても、この結論は妥当であると彼らは主張したのです。

日本でも戦前、軍医の間で血液型が同じように使われました。血液型によって人の性格にレッテルを貼ることで、人種差別や偏見に発展することがあるのです。

戦後も何度かブームになるたびに、多くの科学者は「科学的には何も実証されていない。血液型という生まれつきのもので他人を判断することは不当だ」と批判しつづけてきました。

最初に血液型と性格を関連づける研究を行なったのは、東京女子高等師範学校（現・お茶の水女子大学）の古川竹二《ふるかわたけじ》教授でした。古川教授は昭和二年（一九二七）、「心理学研究」という雑誌に、ABO型それぞれの血液型の「気質の基調」と「精神的特徴」をまとめて発表しています。

O型は「意志が強い」、A型は「内気、取り越し苦労」、B型は「気楽、外面的には積極性がある」、AB型は「矛盾があって判断しにくい」というように、血液型による気質の違いを述べています。

しかし、実際に血液型と性格との関係が広く関心を集めたのは、一九七〇年代に能見正比《のみまさひ》古《こ》氏が『血液型人間学』（サンケイ出版）を出版してからです。これがベストセラーとなり、その後も版を重ねています。のちに御子息の能見俊賢《としたか》氏が英語で著《あらわ》した『You Are Your Blood Type』は国際的に評価を得ました。

しかし、古川教授の業績も能見氏の努力も、多くの知識人によって批判をあびました。これは、先に述べたような歴史的経緯もあり、血液型による性格判断が本人の能力や資質とは無関係な要素で、差別や偏見につながると考えられたからでしょう。

コミュニケーションとしての血液型

NPOヒューマンサイエンスABOセンターの市川千枝子《いちかわちえこ》所長が私の研究室にきてくださいました。市川所長は能見氏の血液型人間学の研究を引き継ぎ、国内外での研究や情報交換のほか、セミナーや講習会などを開催して、社会生活のなかで血液型人間学がコミュニケーションツールとして役立つよう、普及する活動を行なっています。

市川所長が強調していることは「血液型による性格診断は、決して人種差別や偏見につながるものではない。性格の傾向を知って、人間どうしのコミュニケーションをスムーズに持っていくツールにしてほしい」ということでした。

天性のものである血液型が、性格や能力の「烙印《らくいん》」として使われるような風潮は確かによくありません。しかし、血液型恋占いに目くじらを立てるのも、また行きすぎだと私は思います。日本人は四種類の血液型を身近で比較できる、世界でも珍しい民族なのです。血液型占いのようなものがあっても、構わないではありませんか。

血液型をめぐるテレビ番組が社会問題化した時、学者たちは血液型と性格にはなんの関係もないと異口同音に主張していました。

しかし、私は彼らの発言にも多少問題があると思います。その批判の仕方があまりにも感情的で、大人げありません。血液型と性格との関係について考えることさえいけないと、まるでタブー視している感じさえします。

これでは現実に存在する、血液型といろいろな病気との関係について、その理由を追究しようとするサイエンス・マインドまで奪ってしまうことになりかねません。

心理学者を中心に、人間の性格を比較分類し、共通点と相違点を見つけ出そうとする試《こころ》みが昔からありました。血液型を、人間の性格と行動を探るための、科学的な一つの基準と見なしたのです。

能見正比古氏の性格分析は、数千人の人を観察した記録にもとづいています。総計四万人に及ぶ気質調査は、当初、彼がコツコツ集めた数千人のアンケート調査から始まりました。

その後の膨大《ぼうだい》な調査は、すべて能見氏の手作業によって進められました。この手法は厳密な科学研究の基準に達していないところがあるかもしれませんが、長い間膨大な資料を観察することで、明らかな傾向が見えてくるはずです。

大村政男《おおむらまさお》日大名誉教授のグループは、現在でも血液型と性格との関連について、ねばり強く調査を続けています。

大阪府豊中《とよなか》市で心療内科を開業している江本弘志《えもとひろし》医師からも、「カウンセリングで人間関係の悩みに対して、血液型が大変役立っている。血液型の成り立ちから説明すると、相手の性格もある程度理解できるようになり、人間関係の悩みの解消につながる」というお便りをいただきました。

血液型診断はどこまで許されるか

学者や知識人の多くが、ABO血液型と性格との間に関係があるというのは根拠のない話で、科学的に扱われるのは問題だと憤慨《ふんがい》している一方で、日本人の会話のなかには「血液型分析」が定着しています。人事に活用している企業だってあるのです。

楽天イーグルスの野村克也《のむらかつや》前監督も昔から選手起用に血液型を頭のなかに入れていると聞きました。田淵幸一《たぶちこういち》さんも「血液型采配《さいはい》」というユニークな選手起用法を駆使することで有名です。北京五輪で、星野《ほしの》ジャパンのコーチを務めた田淵さんは、代表選手が選ばれると全員の血液型を調査し、一番打者はA型の西岡剛《にしおかつよし》がもっともよいと星野仙一《せんいち》監督に進言したそうです。

童門冬二《どうもんふゆじ》さんはかつて、東京都の職員だったのですが「血液型人事」を行なったことで注目をあびました。童門さんはB型で、自分でも「好奇心旺盛で、マイペース、感情の起伏《きふく》が激しい」ことを感じていました。

当時童門さんは、美濃部《みのべ》都政の企画調整局長でした。プレッシャーが大きい役職だったのです。そこで童門さんは、血液型によって自分の欠点を補う人事を思いついたそうです。両腕となる次長には部下をまとめてくれるA型、総務部長には、自分の暴走を止めてくれるO型にしようと試みたそうです。

「無事に勤めあげられたのは、血液型人事のお蔭だと今でも思っている」と童門さんは語っていました。

私の関係する大学の人事の係長は、採用した職員の血液型を聞き出し、仕事の種類とのマッチングを考えています。私の知人のある主婦は、独身時代に男性と交際しはじめる前に必ず血液型を聞き出していたということです。

また、知人の証券マンは、朝、出勤前に必ずテレビの血液型占いをチェックしています。「ついつい見ちゃうのですよ。その日の運がラッキーだと、契約が取れる気がするからです」と彼はよくこんなことを言っていました。

こんな程度の話であれば、問題ないと私は思っています。しかし、血液型と性格の話はしばしば「行きすぎ」てしまうのです。

「私はA型なので、O型とは合わない」とか、「A型だから表面上はやさしいけど、実は裏がありそう」とか勝手に相性などを決めつけてしまうのです。

血液型診断の熱烈なファンである会社のオーナーが、採用面接の時に必ず血液型を聞き、自分の血液型を知らなかったり、答えない人には問答無用で不採用にしたという話を聞いたことがあります。

「血液型診断なんて遊びだから、たいしたことじゃない」などと言いながら、血液型で採用が左右されたり、保育園の入園が決まるなんてことは、あってはならないと思います。

ここまで行くと、血液型診断も行きすぎになってしまうのです。

なぜ今、血液型が話題になるのか

「血液型診断」について心理学の専門家に聞いてみました。ある人は「例えばA型の人は血液型診断によって『A型だから几帳面だ』というように刷り込まれていて、無意識にそれを実行しているにすぎないのではないか」と語っていました。

また、別の心理学者からは「血液型診断には、血液を構成する物質が科学的に人の性格に働きかけているような装《よそお》いがありますが、しょせんは単なる占いにすぎません」という答えが返ってきました。

それにしても、なぜ今また、血液型が日本でこんなに話題になっているのでしょうか。

その理由として、他の占いが「未来を語る」のに対し、血液型診断は「現在の自分自身の姿」を確認するのに使われているからだという点を指摘する人がいます。

現在の三十代以下の日本人は「自分は何者だろうか」などといった「自分探し」の好きな世代であるといわれています。血液型診断は「自分が何者か」を断定してくれるから、そんな世代の人がハマりやすくなっているのだと分析しています。

確かにアンケート調査をしてみますと、それらしい傾向が見られます。

「血液型診断は何でも断定的に規定していると思いますが、自分自身に当てはまるところが見つかった時には、なぜか気持ちがよくなります」

「そうそう、自分にはそういうところがあると納得できてしまうところがとても楽しい」

などといった意見が多く見られるのです。つまり、「自分自身を確認できる楽しさ」を血液型診断に求めている人が多いということが分かったのです。

そのことで、私が気がついたことは、「人間の心にとっては、たとえ科学的根拠に欠けていても、『当てはまる実例』があるとすごい力を発揮するものだ」ということです。健康食品と同じで、理屈よりも実体験を優先させてしまうのです。

心理学の領域では「フォアラー効果」という言葉がよく使われています。「相反する主張をすると、一方を事実として受け入れてしまう」という現象です。米国の心理学者フォアラーが提唱した理論です。

例えば「あなたは人に冷たいところがある一方で、愛情深いところもある」といった誰にでも当てはまるような言葉を使えば、約九割の人が「この人は私のことをよく理解してくれた」と感激したという結果が得られたのです。血液型診断にもこの「フォアラー効果」がうまく取り入れられているのではないかと考えられるのです。

また、日本国民の血液型分布が性格診断に最適だという意見もあります。

日本人はA型三八%、O型三一%、B型二二%、AB型九%と、ほぼ四対三対二対一の割合になっています。四つの血液型タイプがほどほどの距離を保って共存することにより、四者四様の比較が成り立つというわけです。

しかし、世界を見渡してもこんなにうまい具合に血液型が分かれている国は、お隣《となり》の韓国を除いてそうないのです。国によって血液型の偏《かたよ》りが激しく、メキシコは八割以上がO

型、アメリカはO型とA型で九〇%を占めています。逆にインドではO型が少ないのです。また、今日本で血液型が話題になっている理由として、血液型が「他者との比較」に使えるからだという理由をあげる人もいます。

さまざまな人種や民族が暮らす米国などとは違って、日本人は自分と他人の違いを認識しにくいのが特徴です。そんな時、血液型はちょうどいい「他者との比較」になるというのです。

今、日本の社会は人間関係に悩む人が増えています。職場や学校のみならず親子間でさえ、コミュニケーションのとり方に多くの人が悩んでいます。自分を人と区別して、自分がどんな人間か確認したい、そして、それをみんなと共有したい。その欲求がますます増えてくると思うのです。そんな時期に血液型診断が授《さず》けてくれる自己規定を積極的に受け入れても悪くはないのではないか、と私は考えています。

血液型と性格は「医学的」に関係がある

「四つの血液型だけで、人の性格をすべて分類することが本当にできるのでしょうか」

血液型診断については、よくこのようにいわれます。

実際、自分の身の回りにいるA型が全員「几帳面」で、B型は「自由奔放」、O型は「大ざっぱ」で、AB型は「二重人格」といったような特徴があるでしょうか。

もちろん、誰もが知っているようにA型の友人のなかにもとてもルーズな人がいますし、O型でも几帳面な人もいます。

これまで述べてきたように、血液型と人の性格との関係は、昔から「関係がある」という意見と「関係がない」という意見の両方があります。そろそろ、私自身の考えを述べなくてはならないと思ったのが、本書を書く動機の一つです。

結論をいえば、私はどちらかというと、血液型と性格との間には、「関係がある」と考えています。別の言い方をすれば、「血液型によって性格が決まるようなことがあってもよい」と考えています。

それは私が血液型占いを信じているからではありません。私が専門にしている免疫学の観点からです。

後で述べるように、人間は血液型によって、生まれながらにして免疫力の差があります。

血液型によってかかりやすい病気とそうでない病気とがあるのです。その結果、「血液型で性格がある一定の方向に向かう」ことが考えられるのです。

例えば、A型の人はいろいろな病気にかかりやすい傾向にあります。肺結核のような感染症ばかりでなく、がんや糖尿病、心筋梗塞《こうそく》などの生活習慣病にもなりやすいのです。

ご存じのように、結核は伝染病です。他人に伝染してしまう危険がありますから、結核にかかった人は周囲を気にするでしょう。また、糖尿病をはじめ、多くの生活習慣病は人間関係から受けるストレスが病気を悪化させます。

その結果、A型の人は周囲の人たちと協調するような性格になってしまったのではないでしょうか。

これも後で述べますが、A型のルーツは農耕民族と考えられます。私は農耕というA型の生活スタイルが、世間一般にいわれる「慎重で用心深い」「几帳面で神経質」などのA型の性格的特徴と、強く関連しているような気がします。

几帳面な性格でないと、穀類などをうまく育て、収穫することができません。いつ種を播《ま》いて、どのような手順で育て、収穫するかなどの計画を立てなければならないからです。一カ所に定住する農耕生活に必要な性質は、狩猟民族に求められた野性的な特性とは違ってくるはずです。

次に、O型がフロンティアスピリットにあふれ、自己主張が強い性格になったのはなぜでしょうか。

O型は、免疫力がもっとも強いグループに属します。A型の人とは逆に、O型の人はいろいろな病気にかかりにくいことが分かっています。

結核や梅毒にかかりにくいばかりでなく、がんや生活習慣病にもなりにくいのです。だからO型の人は開放的になり、新しいものに果敢《かかん》にチャレンジする、自己主張が強い性格になったのでしょう。

肺炎や結核にかかりにくいので、大勢の人たちと積極的に談笑するでしょう。梅毒にもかかりにくいので、大勢の人たちとのセックスにも抵抗感が少なかったのではないかと考えられます。

その結果、O型人間は、他人との接触を恐れず、明るく開放的になっていった。つまり、社交性をもつようになっていったのでしょう。

B型の人はO型に次いで免疫力の強いグループに属します。免疫力が強いのでB型の人はO型の人と同じような行動をとるのですがO型と違うのは、肺炎になりやすかったり、サルモネラ菌の食中毒にはかかりやすいのです。そのため、大勢の人のなかには入ろうとせず、少しオタク気味になりやすい。枠にとらわれない自由奔放なB型の性格は、このようにしてできあがったのではないかと思います。

AB型はもっとも免疫力の低いグループです。感染症全般に対してもっとも抵抗力がありません。肺炎やインフルエンザにもかかりやすいので、多くの人と会ったり話したりすることを避けるようになるでしょう。梅毒にもかかりやすいので、肉体的な接触も怖がるようになります。そして、結果的に疑い深くなったり、内向的になったりしたのでしょう。

常識から考えれば、「性格がたった一種類の血液型の遺伝子で決まるはずがない」とするのが当たり前かもしれません。

しかし、血液型によって人間の性格に傾向が現われたのは、人類と病気との間で繰り広げられてきた長い闘いの結果であり、さらには、私たちのからだのなかに宿命的に定められている血液型による免疫力の差でもあったのです。

第二章　血液型とはそもそも何か

専門家も誤解している血液型

日本では、「血液型診断」のブームがたびたびおとずれます。

先日、テレビを見ていたら、コメンテーターが「B型は、変といわれることを嬉しがっている」とか「AB型は集団生活のなかでひとりだけフラフラ散歩したりする」などと、何の根拠もなく血液型による性格の特徴についてとくとくと語っていました。

いろいろなアンケート調査でも、日本人の六割以上の人が血液型による「性格診断」を「当たっている」と答えています。確かに日頃の自分を振り返っても、私たち日本人はついつい血液型を気にしてしまうことが多いようです。

私が問題にしたいのは、日本人のほとんどが、「血液型によって性格が異なるのはなぜか」について科学的根拠を考えようとしないことです。

一方、血液学を専門にしている多くの学者は「血液型診断は医学的、科学的に根拠はまったくない」とか「血球についている抗原成分の違いが、人間の性格形成に影響を与えるとは考えにくい」と述べています。

遺伝学者は、「血液型は両親から単純な遺伝で伝わってくるので、血液型で人間の性格なんか規定されるわけはない」と述べています。

これらの血液学者や遺伝学者は「血液型物質は赤血球の表面についている単なる物質」と思っているのではないでしょうか。実はそうではなく、血液型物質とは、人間の誕生と共に全身にばらまかれている物質なのです。特に胃や腸には血液の何百倍もの量の血液型物質が存在しています。

私は彼らの主張が間違っていると考えています。血液型物質の成り立ちや人体における役割などを知ると、「血液型と性格は無関係である」という結論は得られないはずです。

そこで、「血液型とはそもそも何なのか」を知ってもらうことが、今の日本人に必要であると思うのです。

「ABO式血液型」を決めるものは何か

A型、B型、AB型、O型という四分類は、そもそも赤血球の分類法の一つなのです。

これは一九〇一年、オーストリアのランドシュタイナーという学者が血液の凝集《ぎょうしゅう》反応（赤血球が集合してかたまりをつくること）から発見したものです。最初に血液中から発見されたため「血液型」と命名されましたが、その後の調べで内臓やリンパなど、全身に分布する物質であることが分かりました。

ところで、A型、B型と続いてC型がないのはなぜでしょうか。それは発見時の順番で決められたからです。血液が凝集した順番にA型、B型と名づけ、凝集の起こらなかったものを0（ゼロ）型としました。いつしかその0（ゼロ）がO（オー）に転じて、「ABO式血液型」と呼ばれるようになったのです。

また、ランドシュタイナーが凝集反応を行なった時は、たまたまAB型の血液がありませんでした。A型とB型という両方の血液型物質をもっているのがAB型で、これは後からつけ加えられた血液型なのです。

ABO血液型は、赤血球の表面についている糖の分子、「糖鎖《とうさ》」の違いで区別されます。O型には、H型という糖鎖がついています。このH型にN―アセチルガラクトサミンという糖がついた糖鎖をもつのがA型で、ガラクトースという糖がついた糖鎖をもつのがB型です。AB型は、その両方の糖鎖をもっています（図2―1）。

つまり、A型の人は赤血球表面にA型物質をもち、B型の人はB型物質をもっており、A

図2-1 ABO式血液型物質の糖の型

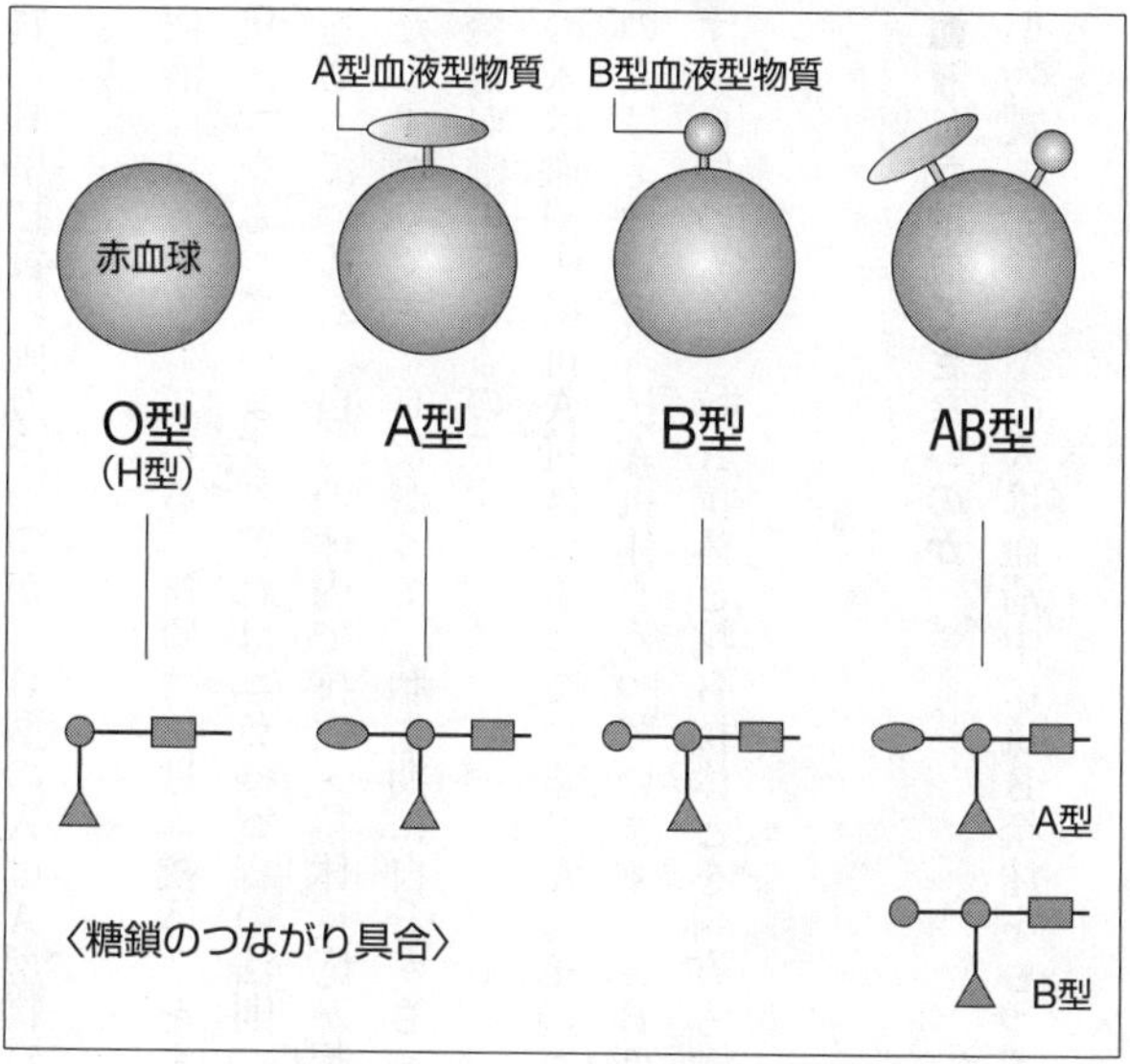

血液型物質を構成する糖　▲…フコース
●…ガラクトース
⬬…N-アセルチルガラクトサミン
■…N-アセルチルグルコサミン

B型の人はA型物質とB型物質の両方をもつが、O型の人はA型物質もB型物質ももたないというわけです。

それと同時に、血液は自分のもっている「抗原」には「抗体」をもちませんが、自分以外の「抗原」には「抗体」をもっています。これは「免疫寛容の法則」といって、自分がもっている抗原に抗体をもっていると、自分の体内で抗原・抗体反応が起こり、血液などが凝集し、体に障害をもたらすからです。したがって、胎生期に自分がもっている抗原には抗体をつくらないような機構が働いているのです。

ですから、A型の人は血清中に抗A抗体はもっていません。そのかわり抗B抗体をもっているのです。B型の人はその逆で、抗A抗体をもっています。AB型の人は抗A抗体も抗B抗体ももっておらず、O型の人は、抗A抗体と抗B抗体とを両方もっているということなのです（図2―2）。

なぜ同じ血液型の血液しか輸血できないのか

赤血球表面にA型物質をもつA型の人は血清中に抗B抗体をもっていて、B型物質をもつ

図2-2　血液型物質と抗体の関係

	赤血球表面	血清中
A型	A型物質	抗B抗体
B型	B型物質	抗A抗体
AB型	A型物質＋B型物質	抗A、抗B抗体共になし
O型	血液型物質なし	抗A抗体＋抗B抗体

B型の人は血清中に抗A抗体をもっているということを前節で述べました。

したがって、A型の人の血液とB型の人の血液が混じると、「抗原・抗体反応」という反応が発生し、血液が固まったり、赤血球の破壊(溶血《ようけつ》)が起こったりするわけです。

おのおの血液型の人の血液型物質と抗体の関係を知ると、輸血の際、なぜ異なる血液型の血液を混ぜるとダメなのかがよく分かります。

簡単な実験をしてみましょう。A型の血液に他人のA型の血液を混ぜると、何の変化も見られません。しかし、A型の血液にB型の血液を混ぜると、血液は凝集反応を起こし、血液は「固まり」ます。つまり、輸血の際、同じ血液型を輸血しなければならないのは血液中の赤血球が凝集して固まってしまうからなのです(図2—3)。

A型の血液とは、赤血球膜表面にA型物質、血清中に抗B抗体をもつ血液です。これにB型の血液を入れると、B型の赤血球表面のB型物質とA型血液中の血清にある抗B抗体とは抗原・抗体反応を起こし、B型赤血球が凝集します。さらに、B型の赤血球はA型血液の血清中にある抗B抗体と反応して、これも凝集してしまいます。

ランドシュタイナーが初めてABO血液型を発見したのは、この簡単な実験だったので

図2-3　血液の凝集《ぎょうしゅう》反応とは

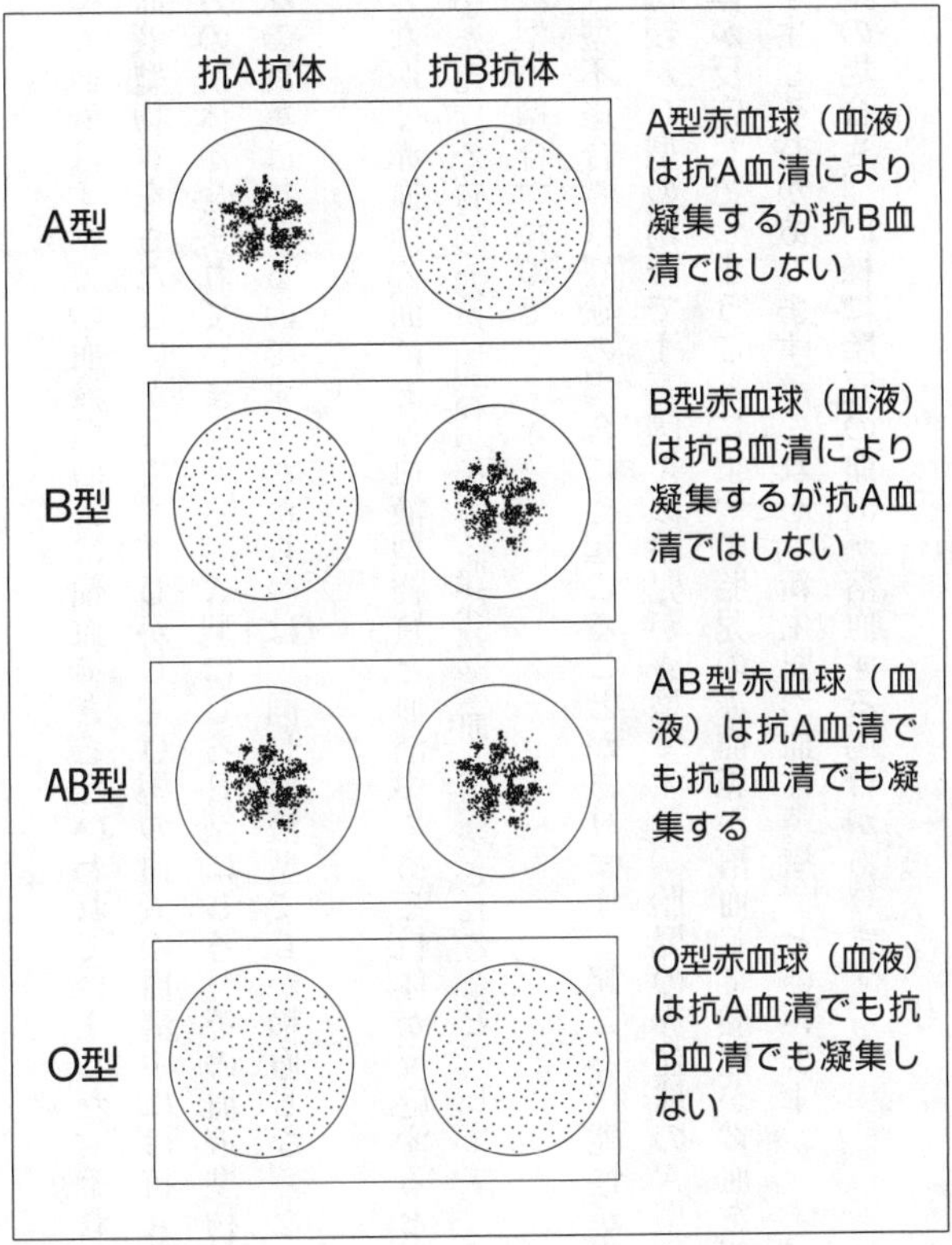

す。

昔は、O型の血液はすべての血液型の人に輸血できるといわれていました。それは、O型の赤血球は血液型物質をもたないからです。しかし、O型の血液の血清中には抗A抗体と抗B抗体の両方の抗体が含まれていますから、A型にしろB型にしろ、その血液型物質と反応して、赤血球の凝集は起こるのです。だから今は、同じ血液型でしか輸血しなくなったのです。

人間の体のなかで赤血球表面にある血液型物質と血清中にある抗体が反応すると、補体《ほたい》と呼ばれる血中たんぱく質の力が加わって赤血球が溶血（破壊されること）します。これがいわゆる「血液型不適合」なのです。

この「血液型不適合」は妊娠の場合にも起こることがあります。起こる可能性がもっとも高いのが、母親がO型の場合です。例えば胎児がA型ですと、胎児の赤血球のA型物質と母親の抗A抗体が反応してしまうことによって胎児の赤血球が溶血して胎児が貧血を起こし、出生後黄疸《おうだん》を生じる時があります。これを「新生児溶血性黄疸」といいます。

胎児がB型の場合も、同様に胎児の血液が溶血する場合があります。

しかし、こうした事態は現実にはそんなに多くは起こっていません。なぜなら血液型物質に対する抗体はIgM（免疫グロブリンM）というものが主体となっており、これはサイズが大きいので、なかなか胎盤を通過することができないからです。もっとも、少量の抗体が胎盤を通過していることは確かなことなので、症状の出ない程度の軽い「妊娠不適合」が起こっている可能性はあります。

ＡＢＯの血液型を結婚の相性と結びつけて考えている人もいるようですが、妊娠不適合のことを考えれば、同型どうしで結婚するのがもっともよいということになるでしょう。

A型の父とB型の母からO型の子は生まれるか

ところで、私たちが一般的にA型とかB型といっているのは、精確には「表現型」と呼ばれるものなのです。血液型が話題になった時「ＡＯ」とか「ＡＡ」という言葉を聞いたことがあるかもしれません。こちらを「遺伝子型」といいます。

表現型がA型の遺伝子型は「ＡＡ」と「ＡＯ」の二種類なのです。B型は「ＢＢ」と「ＢＯ」です。しかし、O型の人は「ＯＯ」という遺伝子型しかありません。ＡＢ型の人は「Ａ

B」だけです。

つまり、Oの遺伝子にくらべ、AやBの遺伝子のほうが強いので、表現型になるとOの影響が消えてしまうのです。一方、AとBの遺伝子はお互いに強く、優劣の差がありません。したがって、このAとBの二つの遺伝子が組み合わされるとAB型になるというわけです。

次に、血液型の遺伝について考えてみましょう。

血液型が子どもに遺伝する時には、両親からそれぞれひとつずつの遺伝子型を授《さず》かります。そして、その組み合わせによって子どもの血液型が決まるのです。

したがって、両親の血液型がA型とB型である場合に、その遺伝子型がそれぞれ「AA」と「BB」の場合は「AB型」の子どもしか生まれません。同じA型とB型の夫婦でも「AO」と「BO」の場合は、「AB」「AO」「BO」「OO」という遺伝子型の子どもが生まれる可能性があるということです。つまり、A型、B型、O型、AB型とすべての血液型の子どもが生まれることがあるのです（図2―4）。

私が長崎大学医学部にいた頃、教授会の隣《となり》の席には法医学の教授が座っていました。彼は親子鑑定の権威で、持ち込まれた案件の親子鑑定の書類をよく教授会の席で調べていまし

図2-4　血液型の遺伝

A型×O型の場合

AA×OO→AO　AO×OO→AO、OO

（この組み合わせが考えられるため、子どもはA型かO型）

AB型×O型の場合

AB×OO→AO、BO

（子どもはA型かB型）

A型×B型の場合

AA×BB　AA×BO　AO×BB　AO×BO

（すべての血液型の子どもが考えられる）

ヒトの血液型では、A型、B型は優性、O型は劣性である。両親がA型とO型の場合の遺伝子の組み合わせは、A型（AO）かO型（OO）。AB型とO型の場合にはA型（AO）かB型（BO）が、A型とB型の場合には、AO、AB、 BO、OOとなり、すべての血液型の可能性がある。

た。私はそれを横からながめていたものです。

そうした案件の一つですが、ある女性が、生まれた子どもは「あの男との子どもだ」と主張してきました。その男性は覚えがないと言い張り、親子鑑定をすることになりました。母親の血液型はB型で、生まれた子どもの血液型はA型でした。相手の男性の血液型を調べたらO型だったのです。

「O型の男性とB型の女性との間にA型の子どもが生まれるはずはない」と法医学の教授がその女性に告げたところ、その女性は「ああそうですか」とだけ言って、そそくさと帰ってしまったという話を聞いたことがあります。

またこんなことがありました。A型のご主人とB型の奥さんの子どもの血液型を調べたらO型だったのです。ご主人は奥さんにむかって「お前、浮気したな」と言って、大喧嘩になりました。

しかし、A型の男性とB型の女性との間にO型の子どもが生まれることはあるのです(図2—5)。

確かに血液型は親から遺伝するものですから、A型とB型の夫婦からO型が生まれるのは

図2-5 両親の血液型と子どもの血液型

(1) 父親がO型、母親がB型の場合の子どもの血液型

父＼母	B型（BB）	B型（BO）
O型（OO）	B型（BO）	B型（BO） O型（OO）

（ ）内は表現型

O型の男性とB型の女性との間にはA型の子どもは生まれない。

(2) 父親がA型、母親がB型の場合の子どもの血液型

父＼母	B型（BB）	B型（BO）
A型（AA）	AB型（AB）	AB型（AB） A型（AO）
A型（AO）	AB型（AB） B型（BO）	AB型（AB） A型（AO） B型（BO） O型（OO）

（ ）内は表現型

A型の男性とB型の女性からO型の子どもが生まれることがある。

不思議に思うかもしれません。しかし、実際にはA型とB型の夫婦からO型の子どもが生まれる可能性があるのです。

血液遺伝子はどこにあるのか

当然のことながら、人間から生まれた子どもは人間となり、決してイヌとかネコにはなりません。動物の細胞は細胞膜のなかの核と細胞質からできています。動物の細胞は皆同じなのに、なぜ、ほかの種類の動物は生まれてこないのでしょうか。

その鍵は核が握っています。生まれた子どもの細胞内の核には、親の性質を受け継いだ遺伝子が線状に配列された染色体があります。この親の性質を伝える染色体の数は生物によってさまざまで、人間は二三対の計四六本、イヌでは七八本、ネコ三八本、ウシ六〇本などとなっています。

人間の場合、精細胞の染色体二三本と、卵細胞の染色体二三本が合体して、父親と母親の染色体二三本ずつ計四六本を受け継いだ子どもが生まれるというわけです。このことにより、人間から生まれた子どもがイヌとかネコになり得ないのです。

私たちの髪の形状や瞳の色といった形質は、親から子に伝えられます。血液型も同様です。A型の母親の染色体にはAもしくはOという書き込みがあります。一方、B型の父親の染色体にはBもしくはOという書き込みがあります。これを「対立遺伝子」といいます。

A型の母親のAとB型の父親のOという対立遺伝子が合体して、AO型の子どもができます。この対立している遺伝子が並ぶと、どちらか強いほうの形質が子どもに現われます。AO型の子どもはA型になるのです。この時表《おもて》に現われたほうの遺伝子を「優性遺伝子」といい、隠れてしまったほうを「劣性遺伝子」といいます。

AはOに対して優性遺伝子、OはAに対して劣性遺伝子になり、AとBとは同等というわけです。そして、前に述べたようにAO型というのが遺伝子型で、A型というのが表現型というわけです。

ところで、問題はここからなのです。ABO式血液型のこの対立遺伝子は染色体のどの位置にあるかということです。

人間は父親と母親から二三本ずつの染色体を受け継いでもっているという話をしましたが、ABO式血液型を決定する遺伝子は、第九番染色体の長腕（q）のバンド34に存在します。つまり、血液型遺伝子の住所は「9q34」ということになります。

染色体に近い場所に存在する遺伝子はお互いに影響を受けやすいことが分かっています。血液型遺伝子とほかの遺伝子の密接な関わり合いについて、いくつかの報告がなされているのです。

一九八四年に出版された『Genetic Epidemiology（遺伝疫学）』という本には、乳がんになりやすくする遺伝子が、九番染色体の長腕（q）のバンド34の近くにあることが明らかにされています。したがって、血液型と乳がんとは関連があるかもしれないということです。

また、快楽をもたらすドーパミンという神経伝達物質を、不安や覚醒をもたらすノルアドレナリンという神経伝達物質に変える酵素（ドーパミンβハイドラーゼ）の遺伝子も、ちょうど「9q34」に位置するという報告があります。これは血液型がストレスや精神状態、さらには性格にまで関係していることを示唆《しさ》していると考えてよいでしょう。

血液型が一見無関係と思える遺伝子と相互に影響している可能性が「遺伝子連鎖」の研究で明らかにされつつあるのです。

図2-6　国によって異なる血液型分布

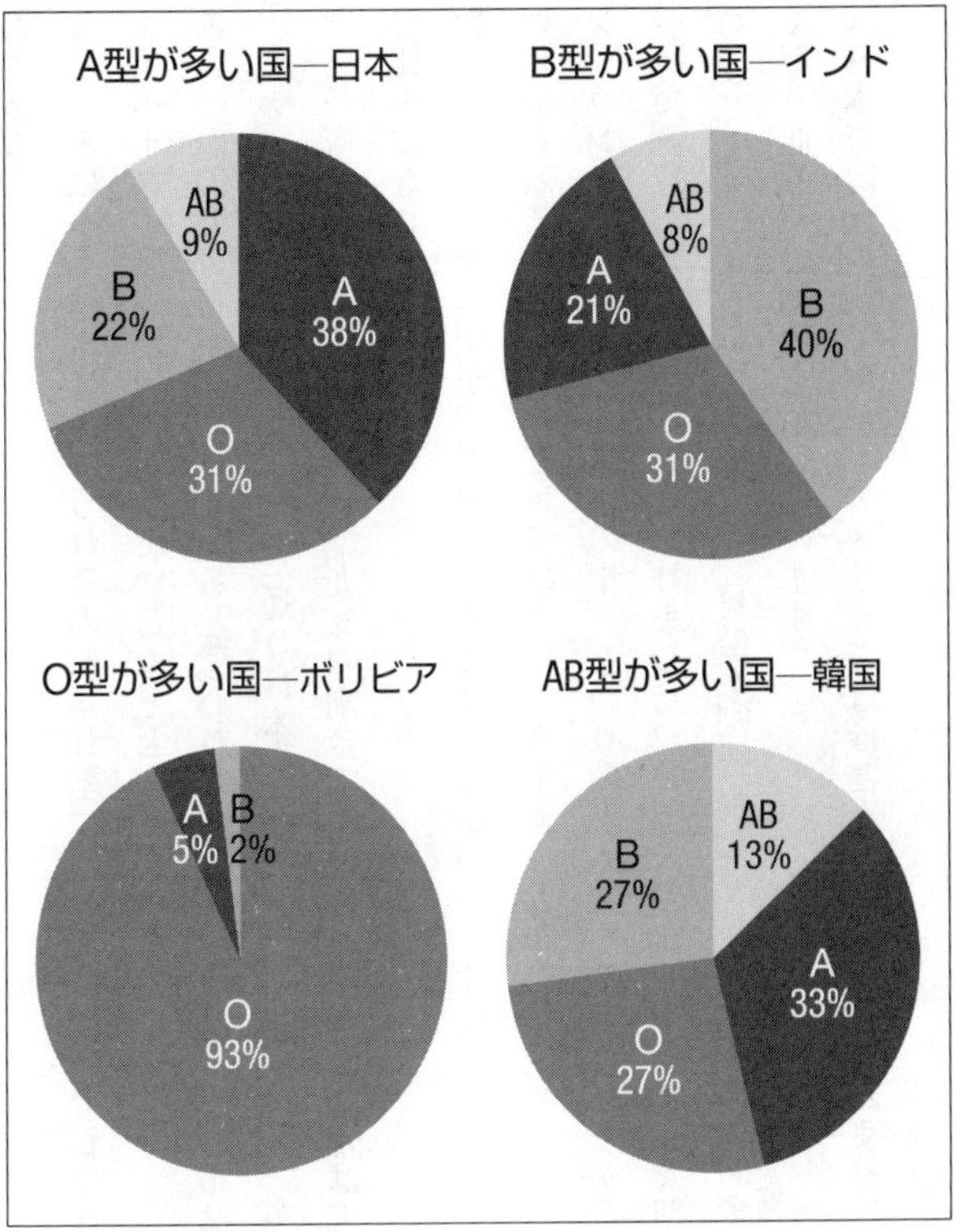

O型ばかりの国もある

血液型となると、とにかく槍玉にあげられるのが「B型」の人ではないでしょうか。自分勝手、マイペース、直感だけで生きているなどとよくいわれています。

それは、日本人の血液型分布が関係していると思われます。実は血液型の分布は国によって大きく異なるのです（図2—6）。前述した通り日本人の血液型別の割合は、多い順にA型三八％、O型三一％、B型二二％、AB型九％の割合です。各血液型の割合は大まかに四対三対二対一の比率になります。

そこで、少数派のB型とAB型が特別視されることになるのでしょう。

B型人間がいじめられるのは、日本だけではないようです。お隣の韓国でもそうです。キム・ヒョンジュンという歌手の『B型の男』という歌が人気を呼びましたが、B型の韓国人の怒りを受けて謝罪したということもありました。韓国人の血液型分布はA型三三％、B型二七％、O型二七％、AB型一三％と、O型が割合少なく、B型が比較的多いのですが、日本とよく似た血液型の割合を示しています。

血液型占いは日本では大人気ですが、アメリカではほとんど関心をもたれません。それは

図2-7　O型の人が多い国

国名	血液型（%）			
	O型	A型	B型	AB型
グアテマラ	95	3	2	0
ボリビア	93	5	2	0
ニカラグア	92	7	1	0
メキシコ	84	11	4	1
ペルー	71	19	9	1
ギニア*	64	17	17	2
エクアドル	63	29	6	2
コロンビア	62	27	9	2
エルサルバトル	62	26	9	3
モザンビーク*	57	23	17	3
チリ	56	31	10	3

（The Distribution of the Human Blood Groups／OXFORD／1976より）

*印はアフリカ、その他の国はすべて中南米諸国

アメリカ人（白人）の血液型のうち、八割以上がO型（四五％）とA型（四一％）で占められ、B型は約一割、AB型にいたってはわずか四％しかいないのです。

周囲の人に血液型を聞いても、大抵はO型かA型なので、わざわざ血液型占いをしても面白くないというわけです。また、アメリカの隣の国、メキシコでは八四％がO型なのです。このような国では血液型に関心をもつはずがありません。

日本からおよそ一一三〇〇キロ、中南米の人々といえば「とても陽気でおおらか」「あまり細かいことは気にしない」「時間にルーズ」というようなイメージがあります。それにしても、なぜ中南米の人々は底抜けに明るいのでしょうか。

私は、そこには中南米の人たちの血液型分布が関係していると思います。これらの地域では、とにかくO型の人が多いのです（図2—7）。中南米に住んでいたインディオの血液型は一〇〇％O型です。

具体的にはグアテマラ人の九五％がO型、A型三％、B型二％、AB型にいたっては〇％です。ボリビアもO型九三％、A型五％、B型二％、AB型は〇％です。ニカラグアでもO型九二％、A型七％、B型一％で、AB型はやはり〇％なのです。

日本のように四種類の血液型が比較的まんべんなく分布している国は世界的に見ればむしろ珍しいのです。中南米はO型が多いのですが、インドの西北部ではB型が四一%を占めています。アフガニスタンもB型が三六%、パキスタンもB型が三四%と、それぞれもっとも多い血液型になっているのです。

ヨーロッパでは血液型は六種類

日本ではABO血液型は、A、B、O、ABの四種類ですが、ヨーロッパでは血液型を六種類に区別するのが常識です。

ヨーロッパでは、同じA型でもA1型とA2型という二種類、AB型もA1B型とA2B型の二種類、そしてそれにO型とB型という計六種類に分かれるのです。

日本も含め、世界的に見るとA型はA1型がほとんどなのですが、ヨーロッパではA2型の人が結構います。イギリス人はA型の九%がA2型、フランス人も約八%がA2型なのです。

A型ばかりでなく、O型にもAB型にも特殊な血液型が世界にはあります。

O型には「Oh型」と表現される特殊な血液型があります。本当はO型ではないのですが、検査するとO型と判定されます。インドのボンベイ地方でよく見られるので「ボンベイ型」とも呼ばれています。

前述したように、A型やB型の赤血球には、すべての血液型の基本になるH型（O型）の血液型物質があり、それに糖がひとつついているのです。N―アセチルガラクトサミンという糖がついたのがA型で、ガラクトースという糖がついたのがB型でした。しかし、ボンベイ型の赤血球にはH型の物質がないのです。したがって、A型物質やB型物質が赤血球についていても、検査するとそれらの物質が検出されずO型と判定されるのです。

しかし、実際はA型物質もB型物質ももっていますので、O型の血液を輸血すると拒絶反応を起こしてしまいます。「ボンベイ型」の人に輸血できるのは、同じボンベイ型の血液に限られるのです。

AB型の亜型には「シスAB型」というのがあります。このAB型の亜型はひとつの染色体上にAとBの遺伝子がある特殊な血液型で、AB型の人の○・○一％という極めて稀《まれ》にしか見られない血液型なのです。

一般的なAB型の血液は、両親からA型遺伝子とB型遺伝子をひとつずつ受け継いだ場合に誕生します。

つまり、両親がA型とB型、AB型の組み合わせの場合しかAB型の子どもが生まれないはずですが、「シスAB型」の場合は「AB型という血液型物質」をもっているので、片親がO型の人でも、AB型の子どもが生まれる可能性もあるということです。

前に「親子鑑定」の話をしました。片方の親がAB型で、他の親がO型の場合はAB型は生まれないはずです。しかし、ごく稀なケースですが、生まれることもあり得ることが分かります。法医学の先生が稀にミスを犯す場合もあるのです。

「Rh」とは何か――さまざまな血液型

血液型は、実はこの「ABO式」血液型以外にもたくさんあります。

血液型は大きく分けて、「赤血球の血液型」と「白血球の血液型」とに分けられます。これまで述べてきた「ABO式血液型」は赤血球の血液型に属しています。赤血球の血液型だけでもこの「ABO式」以外にたくさん知られています。

血液型物質はすべて、赤血球の細胞膜上に、細かいトゲのようになってくっついています。血液型は一〇〇種類以上あるといわれていますが、そのなかで、利用度の高い九種類の血液型について、その名称や表現型の記し方を示すと次のような表になります（図2―8）。

ABO式血液型に次いでよく知られている赤血球型血液型には「Rh式血液型」がありま す。血液型不適合妊娠で大きな話題になったことがあるからです。前章で、血液型不適合妊娠がABO式血液型で起こることをお話ししましたが、もっとも重篤《じゅうとく》な症状が現われるのがRh式血液型不適合妊娠の場合なのです。

Rh式血液型はとても複雑で、表現型としては、これまで一八種類まで確認されています。しかし、普通はRhプラスとRhマイナスの二種類に分類されていて、臨床的にはこれで十分なのです。献血手帳にもそう記されています。

ここで、Rh式血液型不適合妊娠が起こるメカニズムについて説明しておきましょう。

Rhマイナスの母親がRhプラスの子どもを妊娠したとします。その時、新生児の赤血球が母体の体内に入ると、Rh物質に対して、母体は抗体を産生《さんせい》します。

図2-8　赤血球血液型の主な血液型

血液型の名称	主な表現の名称	種類
ABO式	O、A、B、AB	4
ルイス式	Le(a+b−)、Le(a−b+)、Le(a−b−)	3
MN式	M、N、MN	3
Ss式	S、s、Ss	3
P式	P_1、P_2	2
Rh式	Rh_1Rh_1、Rh_1Rh_2、Rh_2Rh_2、Rh_1rh、Rh_2rh、$RhzRh_1$、$RhzRh_2$、Rh_0、RhzRhzなど	18
ダフィー式	Fy(a+b−)、Fy(a+b+)、Fy(a−b+)、Fy(a−b−)	4
Xg^a式	Xg(a+)、Xg(a−)	2
分泌型、非分泌型	分泌型、非分泌型	2

この抗体をもっている母親がもう一度Rhプラスの子どもを妊娠すると、その抗体が胎盤を通って胎児の血中に入り、胎児の赤血球と結合して、溶血が起こります。その結果、胎児は貧血を起こし、誕生後黄疸を生じるというわけです。これが「新生児溶血性黄疸」という病気なのです。

このRh式血液型は、ランドシュタイナーと弟子のウィーナーが、動物の血液型を調べている時に、アカゲザルの赤血球にＡＢＯとは異なる「D抗原」という血液型物質があることを発見したのがはじまりです。一九四〇年のことでした。

アカゲザルの赤血球をウサギやモルモットに注射したところ、それぞれの血清中に新しい抗体（抗D抗体）が産生されたのです。この新しい抗体を使って、ヨーロッパ人の赤血球を調べたところ、八五％の人の赤血球はこの抗体と反応して凝集しましたが、一五％の人は反応しませんでした。

つまり、凝集した人たちの赤血球にはアカゲザルの赤血球と共通するＡＢＯとは別種の抗原が存在しているということです。

そこでアカゲザル（Rhesus macaque）の学名の頭文字の一部を取って、この抗原をRh式血液型物質と命名したのです。Rh血液型物質をもつ人をRhプラスとし、もたない人をRhマイナスとしました。日本人では、およそ九九％の人はRhプラスで、残り一％の人がRhマイナスだといわれています。

第三章

血液型はどのようにして生まれたか

——人類は全員O型だった

血液型の起源は細菌だった

人類の歴史は、細菌やウィルス、寄生虫などの病原微生物との闘いの歴史でもありました。血液型は人類がこれらの微生物や病気と深く関わり合うなかで、私たちの体内に出現したのです。

では、その血液型物質は、いつ地球上に出現し、どんな生物が最初にもつようになったのでしょうか。

地球の歴史とともに、血液型物質を獲得した経緯を振り返ってみましょう。

地球が誕生してからおよそ四五億年が経過しているといわれています。海と陸ができたのがおよそ三八億年前、この時、生命物質が地球上に現われました。生命物質から原始生物がまず海に出現し、少し遅れて陸にも原始生物が現われました。

原始生物は染色体を形づくることはできませんでしたが、それを構成する核酸をつくる能力はもっていました。したがって、血液型を合成する酵素《こうそ》をつくる能力はもっていたと考えられます。

原始生物の次に地球上に誕生したのが細菌です。細菌は約三〇億年前には存在していたことが化石から確かめられています。そして、この細菌こそが、地球上でもっとも早く血液型物質を完成させた先駆者だったのです。

第二章で述べたように、ＡＢＯ血液型物質は糖でできています。糖の合成を可能にしたのが原始生物で、血液型物質を最初に合成することができたのは細菌だということです。

人間の腸のなかには、さまざまな種類の細菌が棲《す》んでいます。その数は一〇〇種、一〇〇兆個に及ぶといわれています。そして、それらのさまざまな種類の腸内細菌が、それぞれＡ型、Ｂ型、Ｏ型などの血液型物質をもっているのです（図３―１）。

例えば、サルモネラ属の細菌類のうち、プーナ型とワシントン型と呼ばれるサルモネラ菌はＯ型物質をもっています。リオグランデ型とデュバル型はＡ型物質をもっており、ミルウォーキー型はＢ型物質をもっています。

腸内細菌の代表格である大腸菌属の細菌類でも、その種類によって、Ｏ型物質をもつもの、Ａ型やＢ型物質をもつものに分かれます。

腸内細菌ばかりではありません。地球上に棲むあらゆる細菌がＡＢＯ血液型物質をもつようになったのです。

紅葉はO型、黄葉はAB型

細菌の次に地球上に出現したのが、藻類《そうるい》やシダ植物です。海藻にはABO式血液型物質が、またシダ植物にはABO式とルイス式の血液型物質が見つかっています。

このように、細菌から藻類、次いでシダ植物へと進化する過程で、血液型物質を合成する核酸も受け継がれていったものと考えられます。つまり、ABO式の血液型物質が細菌のなかでいち早く誕生し、次いでルイス式血液型物質が三億から四億年前に出現したことになります。

このようにして、植物のなかにABO血液型物質が引き継がれたのですが、不思議なことに高等植物のなかにもABO血液型物質とルイス式の二種類の血液型物質しか見つからないのです。

植物には血液はありませんから、種子や葉、キノコ類では傘や柄を含めた子実体《しじったい》と呼ばれる器官などをすりつぶし抽出液にして、どのような血液型物質がそこに含まれているのかを調べます。

植物に含まれている血液型物質は、面白いことにO型かAB型ばかりで、A型やB型の血

図3-1 腸内細菌類に見出される血液型物質

細菌類の名前		ABO血液型物質		
		O型	A型	B型
サルモネラ属	プーナ	＋		
	ワシントン	＋		
	リオグランデ		＋	
	デュバル		＋	
	ミルウォーキー			＋
大腸菌属	O_{27}　O_{128}	＋		
	O_{6}		＋	
	O_{86}　O_{26}			＋

藤田紘一郎『パラサイト式血液型診断』（新潮選書）より

液型物質をもっている植物はごくわずかしかありません。ＡＢ型物質をもっている動物は霊長類だけという「動物」とはまったく逆なのです。

植物には、高等植物から下等植物にわたって、Ｏ型の基本となるＨ型の血液型物質が広く存在しています。ＡＢＯ血液型物質が見つかった一割強の植物のうち、Ｈ型物質をもつ植物が約八割強を占め、次いでＡＢ型物質をもつ植物が多く見られます。

血液型物質の生合成の過程で、Ａ型やＢ型ができる際の土台となるのがＨ型物質ですから、植物界における血液型物質の進化または発現過程にも、このような生合成の過渡期があったのかもしれません。

Ｈ型血液型物質、つまりＯ型物質を特に多量に含むものは、ニシキギ科のニシキギやマユミの実、アブラナ科のダイコンやカブ、またキノコ類ではエノキタケです。ダイコンの葉はそのなかでもっとも多量のＯ型物質を水溶性の状態で簡単に採取できます。

私たちが食料にしている植物でＯ型物質が多いのは、ダイコン、エノキタケの他にゴボウ、サトイモ、ブドウがあります。ＡＢ型物質をもつものは、スモモ、ソバ、コンブなどです。一方、Ａ型物質をもつ植物には食用となるものがなく、アオキ、ヒサカキ、キブシ、ウ

図3-2　植物界に見出されるABO血液型物質

植物名	O(H)	A	B	AB
ゴボウ（キク科）	●			
ダイコン（アブラナ科）	●			
サトイモ（サトイモ科）	●			
ブドウ（ブドウ科）	●			
スモモ（バラ科）				●
ソバ（タデ科）				●
エノキタケ（シメジ科）	●			
マンネンタケ（サルノコシカケ科）	●			
コンブ（コンブ科）				●
ヒバマタ（ヒバマタ科）				●
スイカズラ（スイカズラ科）	●			
ガマズミ（スイカズラ科）				●
ネズミモチ（モクセイ科）	●			
ナツハゼ（ツツジ科）	●			
アセビ（ツツジ科）				●
ツバキ（ツバキ科）	●			
タカオカエデ（カエデ科）	●			
ウリカエデ（カエデ科）				●
マユミ（ニシキギ科）	●			
ツルマサキ（ニシキギ科）			●	
コブシ（モクレン科）	●			
サルトリイバラ（ユリ科）	●			
アオキ（ミズキ科）		●		
ヒサカキ（ツバキ科）		●		
キブシ（キブシ科）		●		
ウバメガシ（ブナ科）		●		
イヌツゲ（モチノキ科）			●	
イチイ（イチイ科）				●

藤田紘一郎『血液型の暗号』（日東書院）より

バメガシなど、B型物質をもつ植物はツルマサキやイヌツゲなどしかありません。

このなかで興味深いのが、ダイコンとカエデです。

ダイコンは、葉や茎の部分を調べるとO型物質が見られますが、根の部分を調べると血液型物質は出てこないのです。

カエデは秋に紅葉して葉が色づく種類はO型なのですが、黄色く色づく種類はAB型なのです。なぜ、カエデの葉の色で血液型物質の種類が違っているのか不思議ですが、植物が生きる環境とそのメカニズムに血液型物質は深く関係しているのでしょう。

植物界に見られるABO血液型物質をまとめると図3―2のようになります。

生物の進化と血液型の関係

地球上で血液型物質を初めて合成した生物は細菌であったという話をしました。生物は進化しながら、この血液型物質を合成する形質を受け継いできたのでした。

ヘモグロビンをもたない下等な動物や、植物からも血液型物質が見つかっています。下等な無脊椎《むせきつい》動物には赤血球がありません。しかし、赤血球の代わりをするヘモシアニンをもっ

図3-3　両生類に見出されるABO血液型物質

動物名	O(H)	A	B	AB
クロサンショウウオ		●（血・卵）		
トウキョウサンショウウオ		●（血・卵）		
ヒキガエル				●（胃）
ウシガエル			●（血）	●（胃）
トノサマガエル			●（血）	●（胃）
ニホンアカガエル			●（血）	●（胃）
ツチガエル			●（血・胃）	
アマガエル		●（血）		
アフリカツメガエル		●（胃）		

（血：赤血球　胃：胃粘膜）

藤田紘一郎『パラサイト式血液型診断』（新潮選書）より

ている二枚貝類からはO型（H型）物質が見つかっています。ハマグリからは、O型物質の他にB型物質も検出されているのです。

そして、貝よりも少し進化した円口《えんこう》動物であるヌタウナギやクロメクラウナギは、胃粘膜にだけA型物質が見つかっています。

両生類になると、血液型物質の分布が面白くなってきます（図3—3）。

例えばカエルですが、ヒキガエルとアフリカツメガエルの赤血球上にはＡＢO式の血液型物質は見つかっていません。しかし、アフリカツメガエルの胃の粘膜からはA型物質が、ツチガエルの胃の粘膜からB型物質が、ウシガエル、トノサマガエル、ニホンアカガエル、ヒキガエルの胃粘膜からはＡＢ型物質がそれぞれ検出されています。

両生類は、カエルの仲間である無尾両生類とサンショウウオに代表される有尾両生類に大別されます。カエル類はツチガエルを除き赤血球と胃粘膜に存在する血液型物質とが異なるのですが、サンショウウオは赤血球からも卵からもA型物質が見つかっています。食用ガエルといわれる大型のウシガエルは入手しやすく、また、その胃粘膜が厚くて大きいので、ＡB型の血液型物質の研究によく使われています。

図3-4　動物や魚に見出されるABO血液型物質

動物名	O(H)	A	B	AB
イヌ	●	●	●	
ネコ	●	●	●	
ウシ	●	●	●	
ブタ	●	●		
ヒツジ	●		●	
ウマ	●	●	●	
ウサギ		●	●	
ラット	●	●	●	
モルモット		●	●	
クジラ			●	
ナマズ		●		
ヌタウナギ		●(胃)		

藤田紘一郎『血液型の暗号』（日東書院）より

カメの赤血球はB型血液型物質の研究に使われています。A型血液型物質の研究に使われているのがブタです。特にその胃粘膜が最適なので、抽出分離され、A型物質として市販されているのです。

爬虫《はちゅう》類では、カメは前述の通り、B型物質をもっています。ワニもB型物質だけをもっていますが、ヘビはA型とB型両方の血液型物質をもっています。魚類では、ナマズがA型物質をもっています。

哺乳類のなかで食肉目に属するイヌとネコは、A型物質、B型物質、H型（O型）物質のいずれももっています。偶蹄《ぐうてい》目ではウシがA型、B型、H型物質をもっていて、ヒツジはB型とH型物質をもっています。しかし、クジラはB型物質しかもっていません。

このように、いろいろな動物の血液型物質を調べてみると、O型、A型、B型、AB型の血液型物質をすべて揃《そろ》えてもっているものはいないことに気付きます（図3―4）。A型やB型血液型物質をもっている動物はいるのですが、植物とは異なり、AB型血液型物質は動物には存在しないようです。

ヒトと同じように、O型、A型、B型、AB型の四種類の表現型が揃っているのは、霊長

図3-5　霊長類に見出されるABO血液型物質

動物名	O(H)	A	B	AB
オランウータン	●	●	●	●
ヒヒ	●	●	●	●
チンパンジー	●	●	●	●
ローランドゴリラ	●		●	
ニホンザル	●		●	
カニクイザル	●	●	●	●
キヌザル		●		

藤田紘一郎『血液型の暗号』（日東書院）より

類だけなのです。そのなかで高等とされているオランウータン、チンパンジー、ヒヒは、ヒトと同じで四種類の血液型物質が見られます（図3―5）。

しかし、ローランドゴリラとニホンザルは、O型とB型の二種類の血液型物質しか存在しないのです。面白いことに、幾分下等とされるカニクイザルがヒトと同じように四種類の血液型物質をもっているのです。

腸内細菌が人間の血液型をつくった

私たちの腸のなかには、一〇〇兆個に及ぶいろいろな種類の細菌類がいて、それぞれの細菌がA型物質やB型物質をもっているという話をしました。

腸内細菌の代表格である大腸菌属の細菌類でも、その種類によって、O型物質をもつもの、A型やB型物質をもつものに分かれています。そして、これらの腸内細菌を私たち人類は、人類に進化する以前から腸のなかにもっていたのです。そして、これらの腸内細菌が人間にＡＢＯ式血液型をつくりました。

腸内細菌がもつA型物質やB型物質遺伝子が体内に潜《もぐ》り込み、「遺伝子移入」が起こったのです。これを「トランスフェクション」といいます。

改めていいます。私たちの赤血球表面にＡＢＯ血液型物質をつくったのは、私たちの腸のなかに棲む細菌だったのです。

私たちの腸のなかにはもともとＡ型物質をもっている細菌やＢ型物質をもっている細菌が多数棲んでいました。私たちは当然、これらの細菌に対して「抗体」をもつようになったのです。

「抗体」とは、異物の処理を目的に、リンパ球がつくり出す免疫物質のことです。血液の液体成分である血清中に存在しています。したがって、私たちはＡ型物質をもっている細菌には「抗Ａ抗体」、Ｂ型物質をもっている細菌には「抗Ｂ抗体」をそれぞれもっていたのです。

ところが、私たちが赤血球表面にＡ型物質やＢ型物質をもつようになると、これらの血液型物質と腸内細菌がつくり出した血清中抗体との間で「抗原・抗体」反応が起こったのです。つまり、自分の赤血球表面に対して自分のもつ「抗体」で攻撃するようになったわけです。これは、人間の体にとってはとてもまずいことになります。

やがて、赤血球表面にＡ型物質をもつ人は抗Ａ抗体をつくらなくなり、Ｂ型物質をもつ人は抗B抗体をつくらなくなりました。AとBの両方の物質をもつ人は抗Aと抗B抗体をつくらなくて済むようになったのです。

これは、免疫反応から自己を守るために、人間の抗体産生細胞が自分の抗原には抗体をつくらないという「免疫寛容の法則」によるものであることは、すでに前章でお話しした通りです。

このようにして、A型の人は血清中に「抗B抗体」を、B型の人は血清中に「抗A抗体」をもつようになりました。O型の人は「抗A抗体」と「抗B抗体」の両方の抗体をもつようになり、AB型の人は「抗A」「抗B」の両抗体をもたなくなったということなのです。

人類はもともと全員がO型だった

人類の祖先が誕生したのは、およそ五〇〇万年前でした。直立歩行し、道具や火を使った原人はおよそ一五〇万年前に、アフリカやユーラシア大陸の温暖な地域に住んでいました。アジアの黄河《こうが》の流域では約七〇万年前に人類の祖先が住んでいたことが化石の調査で分かっています。

人類は猿人、原人、旧人、新人と四段階の進化を遂《と》げてきたわけですが、道具を使いはじめた原人を人類の祖先と考えれば、たかだか一五〇万年前に出現した新しい生き物ということになります。

現在の人類の直接の祖先であるホモ・サピエンスは、一〇万年ほど前にアフリカで誕生しました。この頃の人類はすべてO型だったと考えられます。

紀元前四万年頃にアフリカにクロマニヨン人が出現し、集団の狩りをしていました。このクロマニヨン人も全員がO型でした。そして、この頃すでにO型の消化器官の特性が形成されていたものと思われます。つまり、胃酸を多く分泌して肉類を効率よく消化するようになっていたのです。彼らは、瞬《また》く間に獲物を食べつくしてしまったというわけです。

クロマニヨン人は食べ物がなくなったアフリカから世界各地に移動しはじめました。紀元前三万年頃です。つまり、O型の血液型をもつ人間が世界中に散らばることになったのです。

このことは、世界各地の先住民族のほとんどがO型であることからもうかがえます。

先住民族である南北アメリカのネイティブ・アメリカンとイヌイットは、ほとんどの人が

O型です。例えば、ホピ族はO型が九四%、ビマ族は九二%、ナバホ族ではO型が実に九九%を占めているのです。

このほか、アマゾンには一〇〇%O型という部族がいますし、オーストラリアの先住民族もO型が多いのが特徴です。

A型とB型はどのようにして生まれたか

人類は最初すべてO型でした。

それではA型とB型の人はいつどこで登場したのでしょうか。

先に述べたように、アフリカにいたO型のクロマニヨン人が紀元前三万年頃から世界各地に分散したのですが、アジア大陸に分散したグループは「新モンゴロイド」と呼ばれます。

彼らは穀物を栽培し、定住生活をするようになりました。定住生活を始めたことで食習慣が変わり、腸内細菌類も穀物や農作物の消化に適したものに変わっていったのです。そして、彼らの腸内細菌の一部から血液型物質の遺伝子が人間の体内に侵入したのです。

穀類、豆類、野菜類などを好む腸内細菌にA型物質をもっている細菌がいて、たまたまその細菌の遺伝子がトランスフェクション（遺伝子移入）を起こした結果、農耕民族の新モンゴロイドにA型人間が誕生したのです。紀元前二万五〇〇〇年から一万五〇〇〇年頃だと考えられています。

B型人間は、インドやウラル地方で紀元前一万年頃に誕生したといわれています。アフリカから分散したクロマニヨン人のうち、ヒマラヤ山岳地帯に移動したグループはもっぱら家畜の肉と乳製品を食料にしていました。彼らは「遊牧民族」になっていたのです。その結果彼らの腸内細菌は乳製品を分解するのに適したものに変わっていきました。その腸内細菌の一部がトランスフェクションすることによって、B型人間が誕生したことは間違いありません。

しかし、「B型人間の誕生」の理由はそれだけではないと思います。他の要因も影響していると考えられます。

彼らは、東アフリカの肥沃《ひよく》なサバンナ地帯から寒いヒマラヤの不毛の地に移動しました。その過程で、多くの民族とのあいだで混血が起こったのです。B型の血液型をもつグループが初めて世に出現したのは、紀元前一万年頃、白人種と蒙古《もうこ》人種が居住するインドやウラル地方でした。

乳製品を主体とする食事に変わったということだけでなく、過酷な環境や人種間での混血などが誘因として働き、腸内細菌の異変が起こり、B型人間が誕生したと考えられるのです。

AB型は一〇〇〇年前に生まれた

AB型は、ごく最近出現した血液型です。一〇〇〇年から一二〇〇年ほど前には、AB型の人はいなかったと考えられています。その証拠として、西暦九〇〇年以前の墓からAB型の人間が見つかっていないことが挙げられます。

おそらく、東方の騎馬民族が東から西へ侵略を続けるなかで、A型人間とB型人間の混血が起こり、AB型が誕生したものと思われます。

つまり、当初、人類の血液型はすべてO型だったものが、農耕民族の一部からはA型が生まれ、遊牧民族の一部からはB型が生まれました。さらに、彼らの混血の結果、AB型がごく最近になって生まれたと考えられるのです。

図3-6 人類の誕生と血液型の発生

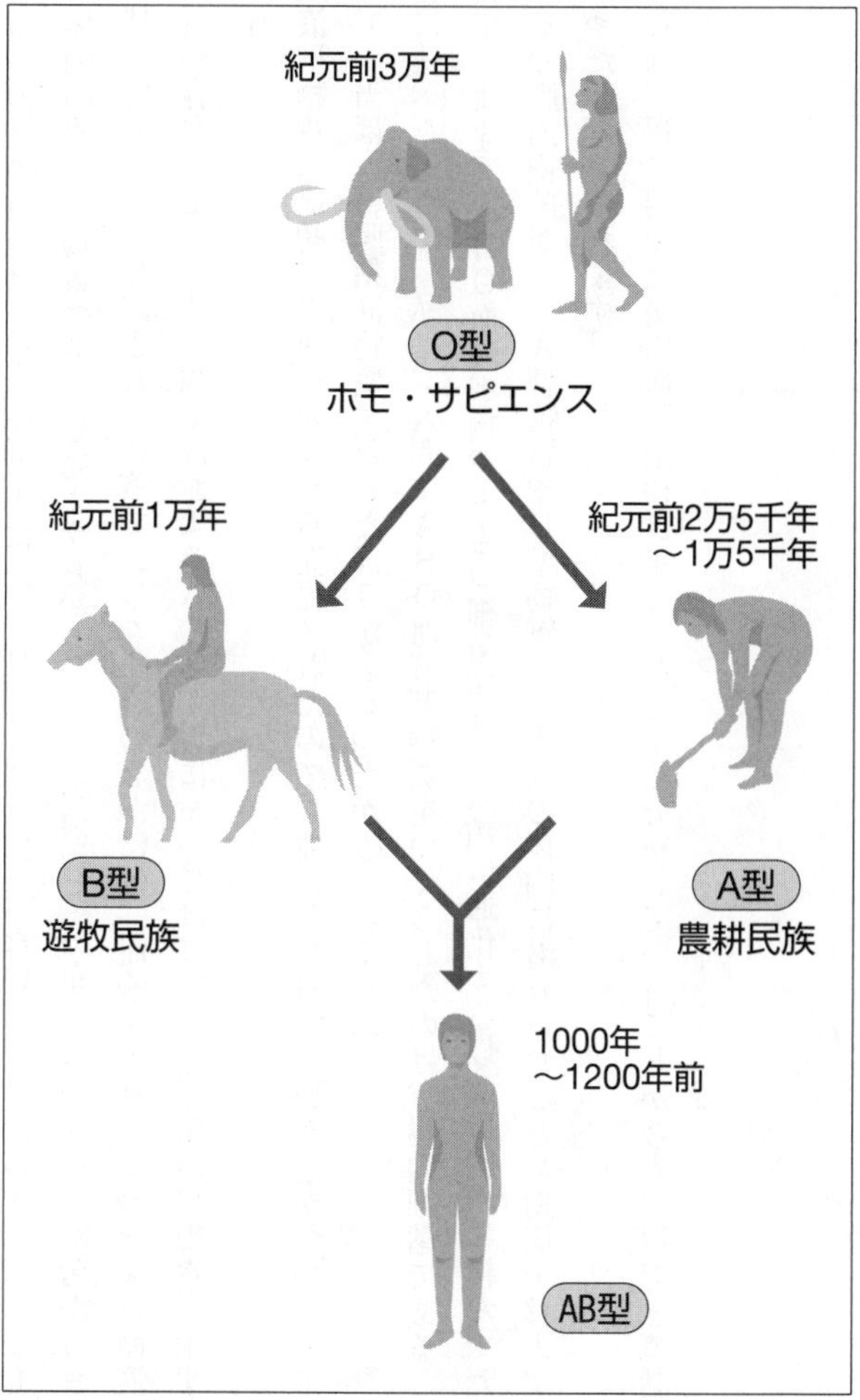

ＡＢＯ血液型物質は、単に血液中にだけ存在するものではないという話はすでにしました。体内の血液型物質の分布を見ますと、実に多くの器官に分布していることが分かります。特に胃や腸内で分泌される粘液であるムチンのなかには、血液中よりもずっと多い血液型物質が存在しています。腸ではおよそ八〇％、胃においてはほぼ一〇〇％の発現率を示すのです。

血液型物質は最初に赤血球表面から発見されたので「血液型物質」という名がついたのですが、本当は「胃腸粘液物質」としたほうがよかったかもしれません。

先に述べたように、私は、人間にＡＢＯ血液型物質をつくらせたのは、腸内細菌であると考えています。ＡＢＯ血液型物質をもつ細菌類は、人類に進化する以前に腸内に棲んでおり、その腸内細菌がもつＡ型物質やＢ型物質が、人間の体内に潜り込むことで遺伝子移入が起こったと考えられます。

それは、胃や腸のなかに血液型物質がもっとも多く分布していることからも納得できる話です。

なぜ人種や地域によって血液型の偏《かたよ》りがあるのか

ではなぜ、人種や地域によって血液型の分布が異なるのでしょうか。

この要因として三つのことが考えられます。その一つは民族性です。次に他民族との交流です。そして最後の要因として、致死的な伝染病の流行があったかどうかという点です。

まず第一の要因、民族性について考えてみましょう。その民族が、狩猟民族であるか、遊牧民族であるか、農耕民族であるかの問題です。アフリカから分散したままで他の民族と交流していない民族はO型の比率が高くなります。その最たる例が中南米の民族です。

B型人間が出現した遊牧民族では、B型が占める割合が高くなります。インドやパキスタン、イラン、カザフスタン、キルギスなどは国民のうちB型の人がもっとも多くなっています。

A型人間が出現した農耕民族ではA型が多くなります。日本や韓国などです。

次の要因は、他民族とどの程度交流があったかという点です。O型が圧倒的に多い中南米の国々でも他民族との交流があったブラジル、アルゼンチン、ウルグアイでは、いずれもO型が四〇%台となっており、A型の人たちと変わらなくなっています。

AB型は、東方の農耕民族が東から西へ侵略を続けるなかで遊牧民族のB型人間と混血した結果、今から一〇〇〇年ほど前に出現した新しい血液型でした。AB型人間の多い国として韓国、パキスタン、ネパール、ハンガリー、ポーランドなどがありますが、これらの国々はいずれも農耕民族と遊牧民族との交流が多かったことが考えられます。

そして、最後の要因は、どんな感染症がその地域に流行したかということです。

このことについては後で詳しく述べますが、例えば梅毒にはO型の人が強いことが知られています。O型の人は梅毒にかかってもあまり重症になることはなかったのですが、O型以外、特にAB型は梅毒によって多くの人が死にました。その結果、AB型の人数は少なくなってしまったのです。O型以外の血液型の人も大勢死んでしまいました。

コロンブスが新大陸を発見した当時の中南米には激症型の梅毒が大流行していました。もともとO型が多い中南米でしたが、この梅毒の流行でO型以外の血液型の人間が減り、ますますO型の人が増えて、AB型の人はほとんどいなくなってしまったというわけです。

一方、南西アジアで致死的な感染症が古典型コレラでした。インドのベンガル地方で発生したコレラは、一日か二日で「コロリ」と死んでしまうほど恐ろしい伝染病でした。この古典型コレラに対して、なぜかO型の人がとても弱いのです。

O型の人はコレラにかかるとより重症になり命を落とすことが多いのです。古典型コレラが流行したインドのベンガル地方、パキスタン、アフガニスタンはもともとB型優位の国だったのですが、コレラの流行によってO型の人口が減り、結果としてB型の人たちがさらに増えてしまったというわけです。

第四章

血液型で決まる「体に合う食物・合わない食物」

B型の人はブタ肉が合わない

体に合う食物と合わない食物が血液型によって違ってくることを、次に述べたいと思います。

すでに述べたように、私たちが日頃から食べている動物や植物にも血液型物質が入っています。例えば、ウシはA型物質とB型物質の両方の血液型物質をもっていますが、ブタはA型物質だけです。逆にヒツジはB型物質だけで、クジラもB型物質だけです。

また、植物界にも血液型物質をもつものがあります。ダイコンはO型物質ばかりです。その他、ゴボウ、ハクサイ、キャベツ、ナシ、リンゴ、サトイモ、シイタケなどがO型物質をもっています。

A型物質をもっているものは、ミズキ、ツバキ、ブナなど、B型物質をもっているのは、ニシキギ、モチノキなどで、いずれもあまり人間が食用にしないものです。AB型物質は、スモモ、ブドウ、ソバ、コンブなどがもっています。

最近、食物アレルギーで苦しんでいる人たちが増えてきました。私たちが子どもの時代にはあまりなかった病気ですが、なぜ最近になって増えてきたのでしょうか。それは、最近の日本人が食物を十分消化できなくなってきたからなのです。

例えば、「卵アレルギー」は、卵のたんぱく質を消化管でアミノ酸まで細かく消化できなくなった人に起こります。

卵アレルギーの人は、卵のたんぱく質を十分分解できず、大きなペプチドのままで体内に吸収します。そうすると、その人の血清中には「卵たんぱく質に対する抗体」ができます。その人が、次に卵を食べると腸管を大きなペプチドのままずり抜けてきた卵の物質と、その抗体との間で「抗原・抗体反応」が起こるのです。その結果が、「卵アレルギー」の症状となって現われてくるというわけです。

実は、これと同じことが現代の日本人に多く起こっているのではないかと私は思っています。

例えば、A型物質だけであるブタ肉をB型の人が食べたとします。ブタ肉のたんぱく質は、十分消化しきれないで大きなペプチドの固まりのままで体内に侵入してきます。B型の人は血清中に抗A抗体をもっていますから、抗A抗体とブタ肉のペプチド中のA型物質は当然「抗原・抗体反応」を起こすはずです。これは、卵アレルギーとよく似た現象になるはずです。

B型の人は、A型物質を多く含むブタ肉が体に合わない可能性があるのです。

免疫学から見た血液型別合う食物・合わない食物

こうしたことから私は、血液型別に、どんな食物が体に合うかを純粋に免疫血清学的見地から分類することにしました。

A型の人は、B型物質に対する抗体を血清中にもっているから、B型物質をもっている食物とは合わない。逆に、B型の人は抗A抗体をもっているので、A型物質をもっている食物は合わないというような、単純な方法で分類してみました。

その結果、ブタ肉はA型の人には合うが、B型の人には合わない。ウナギも同様にA型の人には合うが、B型の人には合わない、ということが考えられます。

逆にB型物質だけがある羊の肉やクジラ、ハマグリはB型の人には合うが、A型の人には合わないといえます。

また、A型B型両血液型物質をもつ牛肉は、O型の人には合わないが、AB型の人には合うのです。

血液型から見て体に合わない食物を食べていると、食物アレルギーのような症状が出てくる可能性について述べてきました。

しかし、たとえそのような症状が出ない場合でも、体に合わない食物を食べつづけていると、体力が消耗してくることが考えられます。

これまで述べてきたように、ＡＢＯ血液型物質は私たちの生命が誕生した時に両親から受け継いだものです。Ｂ型の人は、生まれた時から抗Ａ抗体をもつように遺伝的に決められているのです。

Ｂ型の人がＡ型物質の食品ばかり食べていると、抗Ａ抗体が消費されていきます。その消費の過程で、無用なエネルギーが使われていることは間違いないでしょう。

Ｂ型の人が本来もつべき抗体が減り、無用なエネルギーが消費されるということは、その人にとって決して得になる話ではないと思います。

ところで、Ｂ型の人はウナギを食べるとダイエットができる、という話が昔からありました。ウナギはＡ型物質が多い食品です。Ｂ型の人がウナギを食べると、血清中の抗Ａ抗体とウナギのA型物質とで「抗原・抗体反応」が起こります。その結果、B型の人の抗A抗体が消費されることでエネルギーが使われ、ダイエット効果が出るという解釈が成り立つと考えられます（図4―1）。

このように、私は免疫学的な立場から、血液型によって合う食物と合わない食物とがあると考えています。

祖先から受け継いだメッセージに従う食事

アメリカの臨床医、P・J・ダダモ医師は、私の考えとまったく違う観点から、血液型によって合う食物と合わない食物があると述べています。

ダダモ医師は「血液型別食事療法」の提唱者で、アメリカでの「血液型別ダイエット法」のブームを巻き起こした人です。日本でも『ダダモ博士の血液型健康ダイエット』（集英社文庫）という本が出版されています。

ダダモ医師は「血液型は昔から私たちのために用意されたものだ。わたしたちが祖先から受け継いだ本能的なメッセージに従って食物を食べるべきだ」と語っています。

図4-1　免疫学から見た体に合う食物・合わない食物

	体に合う食物	体に合わない食物
O型	貝類　ゴボウ キャベツ　カブ リンゴ　サトイモ シイタケ	牛肉　馬肉　ヘビ
A型	豚肉　ナマズ　ウナギ	羊肉　クジラ ハマグリ　カメ　ワニ
B型	羊肉　クジラ ハマグリ　カメ　ワニ	豚肉　ナマズ　ウナギ
AB型	牛肉　馬肉　ヘビ コンブ　ソバ　ブドウ	特になし

太古の昔、人類はほぼ全員がO型の血液をもった狩猟採集民族で、動物や虫、果実や植物の根や葉を食べていました。ダダモ医師は、O型の人はそのような食物を食べると体によいと語っています。

その後、家畜を飼ったり、穀物を栽培したりすることを学んだ民族が出現しました。そこに誕生したのがA型人間です。したがってA型の人は穀類や野菜が体に合うというのです。その後、遊牧民族からB型人間が出現しました。したがって、B型の人はミルクとかチーズなどの乳製品や肉類が体に合う食物であると述べています。

ダダモ医師説は、人間は血液型によって体質が異なり、体に合う食物を摂れば健康を維持できるだけでなく、無理なくダイエットができるというので、大きな反響を呼んだようです。

「血液型健康ダイエット」について、もう少し詳しく説明しましょう。

これは、それぞれの血液型に合う食べ物を中心に食べ、合わない食べ物を避けることで、免疫系・消化器系のバランスを保とうという考え方なのです。自分の血液型に合う食べ物には、その血液型が生まれた時代に主に食べられていたものが多いということが、この考え方の基本になっています。

具体的に紹介すると、日本人に一番多いA型は、農耕民族から出現しました。穀類、野菜類、豆類などを主に食べていましたから、肉類の消化にはあまり適してないので、食べすぎには注意しましょう。みそや納豆やつけものなど、発酵食品を日常的に摂り、たんぱく質は豆やソバなどから主に摂るのがよいというものです。

狩猟民族を祖先にもつO型は、肉類からたんぱく質を摂るのがよいといっています。消化しにくい乳製品は控え、さらに小麦粉や小麦製品や豆類も避けたほうがいいといいます。

遊牧民を祖先にもつB型は、乳製品で新陳代謝が活発になるということです。鶏肉やそば粉は体質に合わないので控えめにしましょう。ごまやピーナッツもあまり食べないほうがよいといっています。

AB型は豆類や魚介類との相性がよいということです。胃酸が少ないので、肉類の食べすぎには注意し、たんぱく質は大豆製品や脂の乗った魚から適当に摂るのがよいでしょう。ビタミンAを多く含む野菜を摂ること、ヨーグルトなどの発酵乳製品を多く摂ることが大切だと述べています（図4―2）。

しかし、このダダモ医師が唱えている「血液型別食事療法」は本当に科学的に実証されているのでしょうか。大いに疑問があると思うのですが、ダダモ医師は親子二代にわたる豊富な臨床経験から、この考え方は矛盾していることはない、と語っています。

「レクチン」が血液型を認識して腸の炎症を引き起こす

さて、A型の人がB型物質からだけで構成されている食物を食べると、抗原・抗体反応が起こる可能性があるという話をしました。A型の人の血清中には抗B抗体がありますから、食物中のB型物質と反応する可能性があるということです。

しかし、もっと直接的に、食物と人の血液との間で化学反応が起こっているのです。それは食物に含まれている「レクチン」というたんぱく質と血液との反応なのです。

そもそも「レクチン」とは一体何なのでしょうか。

「レクチン」とは、もともと糖鎖を認識する植物由来のたんぱく質に対して与えられた名称です。しかし、現在では動物組織に存在する抗体以外の糖鎖認識たんぱく質に対しても使われるようになりました。

図4-2　ダダモ医師による「血液型別相性のよい食物」

	肉類	魚介類	乳製品	野菜	果物	飲料
A型	鶏肉	たら さば あんこう いわし さけ	大豆 チーズ 豆乳	ニンジン にんにく おくら 玉ねぎ パセリ カボチャ ほうれん草 かぶ	いちじく ベリー類 グレープフルーツ レモン パイナップル プルーン	コーヒー 緑茶 赤ワイン
B型	牛肉 レバー	たら さば あんこう いわし たい さけ	カッテージチーズ モッツァレラ ヨーグルト	白菜 キャベツ ニンジン なす しいたけ ピーマン サツマイモ	パイナップル バナナ クランベリー ぶどう パパイア プラム	緑茶
O型	牛肉 レバー ハツ ラム マトン	たら にしん さば めかじき ぶり あまだい	—	にんにく おくら パセリ サツマイモ カボチャ かぶ	プラム いちじく プルーン	炭酸水
AB型	ラム マトン	たら さば きんめだい いわし ます	カッテージチーズ モッツァレラ ヨーグルト	カリフラワー にんにく セロリ きゅうり なす サツマイモ やまいも	チェリー いちじく ぶどう グレープフルーツ パイナップル	コーヒー 緑茶

P.J.ダダモ『血液型健康ダイエット』（集英社）より

レクチンの存在が知られるようになったのは、植物種子の抽出液中に種々な動物の「赤血球を凝集する活性」があることが分かった時です。しかも、この凝集が単糖あるいはオリゴ糖により阻止されることが分かりました。これらは「植物性血球凝集素」と呼ばれ、後に「レクチン」と呼ばれるようになったのです。

その後、この「レクチン」は種々の植物の種子や根茎《こんけい》から分離同定され、赤血球凝集活性のみならず、リンパ球分裂促進活性や細胞毒性までも示すことが明らかになってきました。さらに最近では、細菌や動物の組織や体液にまで糖鎖を認識するたんぱく質が存在することが明らかになり、それらは「動物レクチン」と呼ばれるようになったのです。

代表的なレクチンの例をあげてみましょう。ナタマメのレクチンはコンカナバリンAと呼ばれています。これはリンパ球分裂促進活性を示す代表的なレクチンで、胸腺《きようせん》細胞や脾《ひ》細胞、末梢血Tリンパ球などを活性化し、サプレッサーT細胞を誘導することが知られています。

哺乳動物の肝細胞に存在するアシアログリコプロテイン結合たんぱく質は、動物レクチンの代表的なものです。血液中の糖たんぱく質の糖鎖を切断して、細胞内に取り込む役目をしています。

さて、このレクチンと血液型とが関係があることが分かってきたのです。

レクチンは「糖鎖を認識するたんぱく質」のことをいうと述べました。ところで、「血液型物質も糖鎖から成っている」ことも説明しました。つまり、食品に含まれているさまざまなレクチンには、血液型を認識するものが含まれているということなのです。

例えば、A型物質を認識するレクチンを含む食品をA型の人が食べると、そのレクチンが血球や腸管などのA型物質と結合し、そのレクチン付着細胞を異物として凝集反応を起こすということなのです。

レクチンを多く含む食品には、豆類、魚介類、穀物、野菜などが知られています。私たちが普段摂っている食事に含まれるレクチンの九五%は体内から排除されています。しかし、残りの五%は血液のなかに侵入し、赤血球を凝集させ、破壊するといわれています。

血液型物質は、赤血球表面より腸管粘膜表面により多く存在します。したがって、レクチンの働きは消化管のなかではもっと活発になります。そのため、食品アレルギーの症状にも似て、敏感な腸の粘膜に激しい炎症を起こすことがよくあるのです。

血液型によって異なるレクチン

レクチンは赤血球を凝集させたり、腸管アレルギー様の症状を示すだけではありません。神経組織は食物に含まれるレクチンによって障害されることがあります。多動症などの原因となるある種の神経疾患には、原因レクチンを含む食品を除去した食事を勧める研究者がいます。精神障害者の脳は、ある種の食品に含まれているレクチンに対して普通の人の脳より敏感に反応するといわれています。

炎症も、レクチンが引き金となっている場合があります。関節炎を患《わずら》っている人は、トマト、ナス、ジャガイモなどナス科の野菜を食べると症状が悪化することがあります。ナス科の植物にはレクチンが非常に多く含まれていることからも納得できます。

ナタマメに含まれているコンカナバリンAというレクチンは白血球を活性化させる働きがあることを述べましたが、レクチンのなかには、白血球の受容体に働きかけ、白血球を急激に増殖させるものがあるのです。

また、ヤマゴボウの葉や茎を食べてぐったりした子どもを診察したことがあります。調べてみると、その子どもの白血球が異常に増殖していました。ヤマゴボウには白血球の増殖を促す働きの強いレクチンが含まれていたのです。

そして、これらのレクチンのなかに血液型物質を認識するものが少なからず存在することが明らかになってきたのです。

ライ豆のレクチンはA型血液型物質を認識します。A型の人の赤血球にライ豆の抽出物を混ぜると凝集反応が起こります。しかし、B型の人の赤血球にライ豆の抽出物を混ぜても凝集反応は起こりません。

反対に、ソバの抽出物をB型の人の赤血球に混ぜると、凝集反応が起こりますが、A型赤血球は何も起こりません。ソバに含まれているレクチンはB型物質に反応するタイプだったのです（図4—3）。

つまり、食物のなかには血液型によって「食べては困る」ものがあるということです。血液型によってレクチンの反応が異なることは科学的にも、臨床の場でも、多くのところで実証されています。

豆類や穀物類から肉類まで、それぞれの食品からレクチンを取り出し、いろいろな赤血球との間で凝集反応を調べたところ、血液型によって凝集するものとしないものに分かれたのです。

食物中に有害なレクチンが存在し、肝臓や腸でうまく代謝ができないような時、「インドール」と呼ばれる物質が生まれ、それが尿に含まれて出てきます。したがって、尿中のインドールの量を調べることによって、食品中にその人にとって有害なレクチンが存在しているか否かが分かるのです。この検査を「インジカン・スケール検査」と呼んでいます。

自分の血液型に合わないレクチンを含んだ食品を摂ると、インジカン・スケール検査の値は高くなります。

インジカン・スケール検査は普通の病院ではあまり行なっていません。それは、食品中のレクチンについて臨床医も一般の人々もあまり関心がないことが原因でしょう。しかし、検査はとても簡単なのです。

まず、被検査の尿に塩酸と鉄を加えます。すると煙が出てきますので、約二分間待ちます。その後、クロロホルムを三滴加えます。そうするとさらに煙が出てきます。その後、青色に染まった尿の色の濃度をスケールで読むという方法です。

色がほとんどつかない0から2のスケールは「異常なし」です。2・5は「異常」です。

図4-3　レクチンは血液型を認識する

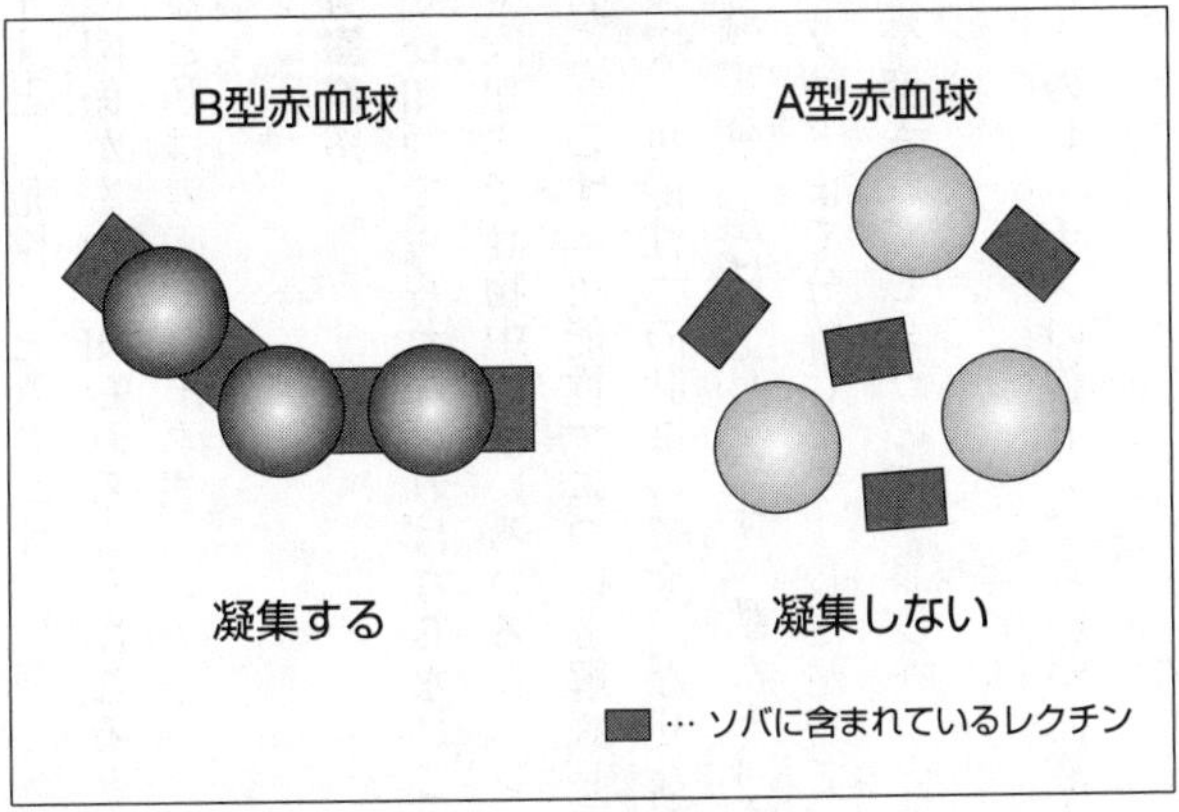

食物に含まれているレクチンには血液型物質に反応して凝集させるものがある。ソバに含まれるレクチンはB型の血液型物質に反応する。

3から4のスケールを示すと「危険」となります。

血液型とレクチンとの関係がもっと知られるようになると、このインジカン・スケール検査も一般的なものになると私は考えています。

レクチンのさまざまな有害作用

さて、ここで読者にぜひ知ってもらわなければならないことを述べておきましょう。

穀類、豆類、野菜類や肉類まで食物中にはいろいろな「レクチン」が存在し、それが人間の体のなかで種々の障害を起こす「可能性」について解説してきました。

ただし、これはあくまで「可能性」の話なのです。なぜならば前にも述べましたように「レクチンとは糖鎖を認識するたんぱく質」です。私たちはたんぱく質を食物から摂取すると、消化酵素の働きでペプチドまで分解します。したがって、たとえ食物中の「レクチン」を私たちが摂取しても、分解されてしまうので、レクチンとしての働きは失われているはずです。

しかし、現実には食物中のレクチンの約五%ぐらいが血液中から検出されるという研究結果があるのです。

考えてみると、穀類、豆類をはじめとする食物アレルギーに苦しんでいる人がたくさんいます。しかし、四〇年前の日本人にはほとんど食物アレルギーで悩む人がいませんでした。

文明社会の発展に伴って、腸で「たんぱく質をペプチドまで分解できなくなった」日本人が増えてきたということでしょう。

そんな日本人が「有害なレクチンを含む食物を食べる」と、レクチンをペプチドまで分解しないで体内に吸収し、いろいろな障害を起こすようになったと考えられるのです。

そして、食物中のレクチンはまず腸の粘膜に接触しますので、腸での障害がもっとも重要になります。ここで、レクチンの腸における障害についてまとめてみましょう。

まず第一に「消化管でアレルギー反応を起こすレクチンがある」ということです。

豆類や穀類など食物に含まれるレクチンの多くは、腸管粘液の「ムチン」に存在する血液型物質と結合するため、免疫反応を誘発し、食物アレルギーを起こす可能性があるのです。

次に、「小腸の壁を傷つけるレクチン」もあります。

数種類の豆類に含まれているレクチンが小腸の絨毛《じゅうもう》を傷つけているという研究報告があ

ります。しかし、傷ついた絨毛も、その食品を摂取することをやめると二四時間後には元に戻っていました。

第三番目には「たんぱく質の消化を阻害するレクチン」があるということです。

小麦麦芽の凝集素（WGA）は、多糖類を単糖類に分解する酵素であるマルターゼの活動を劇的に高めるという報告があります。一方、ポリペプチドをアミノ酸に分解する酵素・アミノペプチダーゼはWGAによって活動を阻害されるということが分かっています。すなわち、小麦麦芽のレクチンは糖を分解するが、たんぱく質の消化は阻害していることが分かったのです。

そして、第四番目に「消化ホルモンをブロックするレクチン」があるということです。

消化酵素の分泌を促して脂肪やたんぱく質、炭水化物などの消化を助けるホルモンに「コレシストキニン（CCK）」というのがあります。このホルモンがいくつかの食物レクチンで阻害されるという報告があります。

つまり、今まで述べてきたことは、食物中に含まれているレクチンのなかには腸を傷つけるばかりでなく、腸でアレルギー反応を起こしたり、食物の消化を阻害するものがあるということなのです。

レクチンから見た血液型別合う食物・合わない食物

それでは、食物のなかにあるレクチンで血液型物質に反応するものにはどんなものがあるのでしょうか。

まずA型血液型物質に親和性のあるレクチンには、赤いんげん豆、らい豆などの豆類に含まれているものがあげられます。詳しくいうとA型でも、分泌型と非分泌型の人に分けることができるのですが、分泌型の人はじゃがいも、キャベツ、なす、バナナが合わない人がいます。非分泌型の人はトマト、小麦、とうもろこしが合わない人がいます。

しかし、多糖類やハーブ類を摂ると、これらのレクチンの活動を防ぐことができます。多糖類はコンブなどの海藻類に多く含まれています。

O型の人にもっとも悪い影響を与えるレクチンは、小麦麦芽に含まれるレクチンです。O型の人の脂肪組織の受容体に結合すると、脂肪組織が燃焼できなくなります。ですから、O型の人はできるだけ小麦粉や小麦製品を避けるようにしましょう。胃腸の調子がおかしい人や体重が気になる人は、オート麦も避けたほうがよいといえます。

豆類も量を控えめにしたほうがよいでしょう。なぜなら、O型の体に害を与えるレクチンには赤インゲン豆や白インゲン豆、レンズ豆、ピーナッツなどの豆類に含まれているものが多いからです。しかし、これらのレクチンも海藻類のなかに含まれている多糖類を摂ることで活動が抑えられます。

B型の人はもともと動物性たんぱく質を効率よく代謝できる人たちを祖先にもっています。したがって、肉類は一般的に体に合うはずですがブタ肉と鶏肉だけは控えめにしたほうがよいと考えられます。なぜなら、鶏の肉や内臓にB型の人に合わないレクチンが存在するからです。

その他、ソバ、トウモロコシ、ピーナッツ、ゴマのなかのレクチンもB型に合わないものがあります。B型の人のなかにはトマトも合わない人がいます。トマトの代わりにリコピンの補給源としておすすめできるのが、グァバかレッドグレープフルーツなどの飲みものです。

AB型の人は体内にA型物質とB型物質とをもっています。したがって、A型とB型の人

図4-4　レクチンから見た血液型別合わない食物

	体に合わない食物
A型	豆類（赤インゲン、ライ豆）
O型	小麦麦芽、豆類（レンズ豆、ピーナッツ）
B型	鶏肉、ソバ
AB型	魚類（カマス、オヒョウ）

に有害なレクチンを含む食品は基本的には避けたほうがよいということになります。すなわち、豆類、ソバ、鶏肉類です。魚の肉を食べることは免疫力の弱いＡＢ型の人には大切なことですが、ＡＢ型の人に合わないレクチンを魚がもっている場合もあります。

ＡＢ型の人が避けたほうがよい魚は、カマス、オヒョウ、ウナギ、アンチョビーなどです。一方、体によい魚は、サバ、キンメダイ、サケ、イワシ、マグロなどです（図４―４）。

レクチンから見た血液型別合わない食事についてお話ししてきましたが一方で、これがすべての人にあてはまるものではないことを再度注意しておきたいと思います。何度も述べたように、レクチンたんぱく質をきちんと消化できるからだの人は、このような食物を食べても何も起こらない場合が多いということです。

このように、血液型によって「合う食物」と「合わない食物」があることは、免疫とレクチンとの関連で科学的に説明できるのです。

第五章　血液型が左右した病原菌との闘い

病気のかかりやすさも血液型が左右する

先日テレビを見ていたら、現在活躍している医師たち二〇人が病気に対する素人の意見に答える番組がありました。爆笑問題の太田光《おおたひかり》さんが司会をしていました。

その番組のなかで「血液型によってかかりやすい病気がありますか」の問いに、出演していた医師たち全員が「ノー」の答えでした。この二〇人の医師たち全員が、勉強していないことが分かります。第一線で活躍している医師としてはおそまつです。

カバリ・スフォルザ教授らが一九九四年に出版した『The History and Geography of Human Genes』(Princeton University Press)によれば、O型の人が抵抗力をもつ病気の代表として、梅毒と結核があげられています。

O型の人は、梅毒に対して感染しにくく、重症化もしない。かかりやすいのはA型とAB型、特にAB型がかかりやすく、重症化する可能性があるということです。O型以外の血液型の人の梅毒感染率はO型の人の一・七倍にも達しています。

結核もO型の人はかかりにくく、もっともかかりやすいのがB型で、次いでA型がかかりやすいということです。病気と血液型との相関についてまとめられた『人類遺伝学』(フォーゲル、モトルスキー著・安田《やすだ》徳一《のりかず》訳・朝倉書店）によると、結核にはB型はO型に比べて一〇%、A型は五%、それぞれ感染率が高くなっています。

逆に、O型の人が弱い伝染病があります。先ほど述べたコレラの他にはペストが有名です。病原性大腸菌による下痢症にも、O型の人は感染しやすいことが分かっています。コレラやペスト、病原性大腸菌は菌体のなかにO型（H型）物質を多量にもっているからです。

ペストに抵抗力があるのがA型の人で、コレラに強いのはAB型の人です。しかし、これらは例外中の例外で、一般的にA型やAB型は伝染病や感染症にとても弱いのです。

また、血液型によって病気の罹患《りかん》率に差が見られるのは、感染症だけでないことも分かってきました。がんになりやすいかどうかも、血液型によって差があるのです。

『人類遺伝学』によれば、O型の人はがんになりにくく、A型の人はなりやすいということです。A型の人は感染症にかかりやすく、感染してしまうと重症化しやすいのですが、それががんの宿主要因として働き、がんになりやすい体質を誘導しているのかもしれません。

がんばかりではありません。生活習慣病にもA型がかかりやすいのです。

ところが、胃潰瘍や十二指腸潰瘍では関係が逆転します。O型の人がなりやすいのです。

A型の人に比べてO型の人は、胃潰瘍で一五%、十二指腸潰瘍では三〇%も多いのです。

このように、感染症ばかりでなく、がんや生活習慣病を含めた多くの病気で、その発症の確率が血液型によって大きく左右されていたのです。

なぜ血液型によってかかりやすい病気があるのか

私は日本テレビ「所さんの目がテン!——血液型の科学」に出演したことがあります。この番組のなかで、菌体成分のなかにB型物質を多くもったサルモネラ菌とA型物質をもっている大腸菌を用意して、次のような実験をしました。

これらの菌をA型、B型、AB型、O型のそれぞれの人の血清のなかに混ぜて、菌の増殖を調べるのです。

その結果、サルモネラ菌はA型とO型の人の血清中ではあまり増殖しませんでした。逆にB型とO型の人の血清中では大幅に増殖しました。大腸菌の場合は、それとはまったく逆の現象が見られました。すなわち、B型とO型の血清中ではあまり増殖しなかったのですが、A型とAB型の血清中では大幅に増殖しました(図5—1)。

図5-1　サルモネラ菌の増殖と血液型の関係

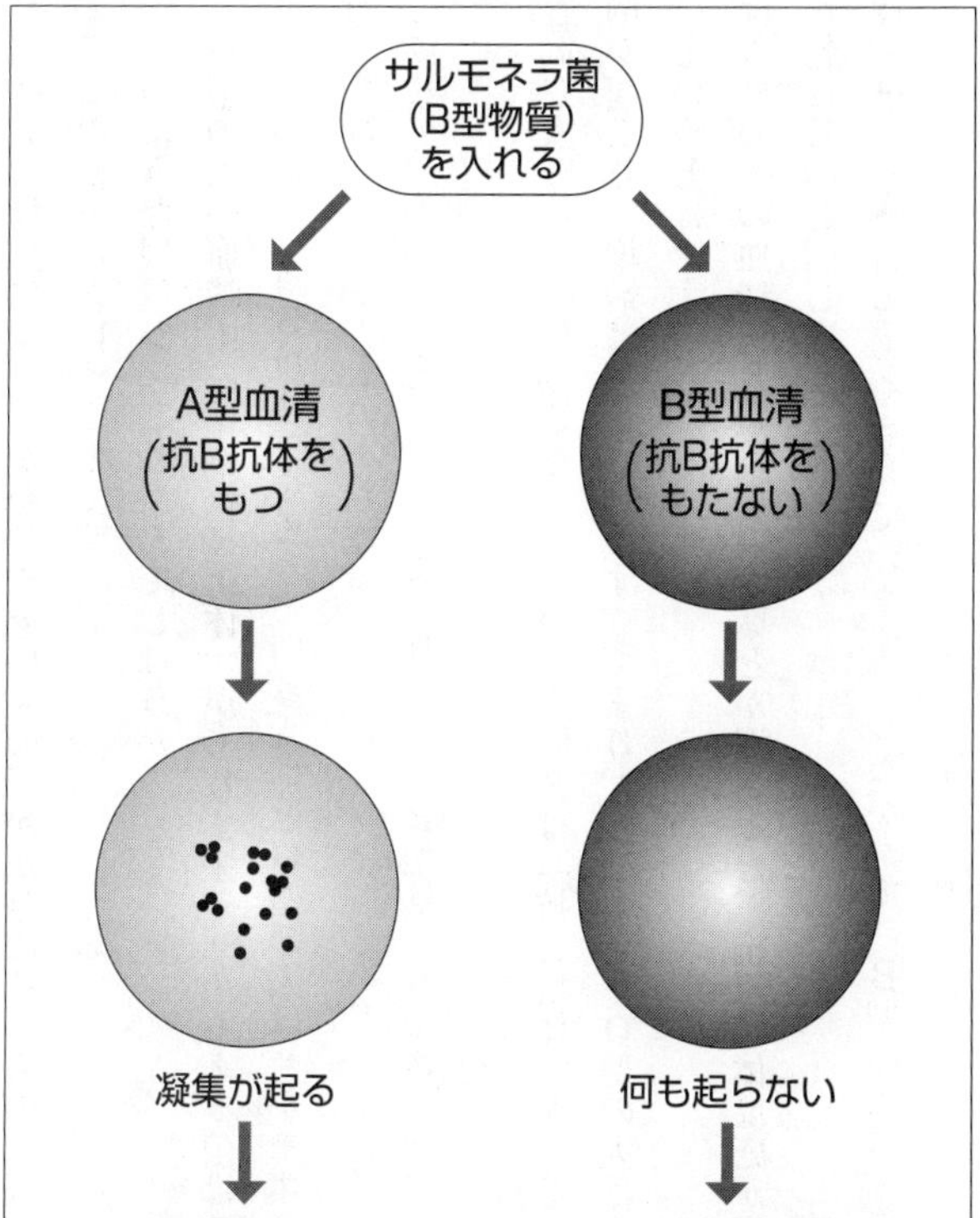

A型の人はサルモネラ菌にかかりにくく、B型の人はかかりやすい。

つまり、病気の種類によってかかりやすいもの、かかりにくいもの、軽症で終わるもの、重症化するものがあるということです。

なぜ、このような現象が起こったのでしょうか。

A型とO型の人の血清中には「抗B抗体」があります。サルモネラ菌はB型物質を多量にもっていますから、「抗B抗体」をもっているA型とO型の人はサルモネラ菌にかかりにくかったり、重症化しないというわけです。

これに反して、「抗B抗体」をもたないB型とAB型はサルモネラ菌にかかりやすいというわけです。

これと同じように、A型物質をもっている大腸菌は「抗A抗体」がある血清中では、抗原抗体反応が起こり、増殖は阻止されます。つまり、B型の人やO型の人は大腸菌の増殖が起こらないというわけです。

これはA型の人の血球とB型の人の血球とが混ざると、抗原抗体反応が起こり、血液の凝集反応が起こるのと同じ理屈なのです。

肺炎球菌はB型物質を多くもっています。したがって、B型の人は肺炎球菌の感染に弱

図5-2　血液型によって特定の病気にかかりやすくなる要因

1. 病原体自体が持っている血液型物質の種類と量
2. 血液型によって宿命的に決まっている免疫力
3. 病原体が血液型物質と特異的に吸着する力
4. 血液型と連座する遺伝子との関連
5. 食物中のレクチンと血液型物質との吸着性
6. 血液型物質を好む媒介昆虫の存在

く、たびたび重症化します。サルモネラ菌に対しても同じように抵抗力が弱いのです。

第一章で述べたように、B型は免疫力が強い人が多いのですが、O型の人のようには人づき合いがよくない人が多いようです。人混みのなかで肺炎にかかったり、食中毒になりやすかったりしたことが、B型人間の行動を少しオタク的にしたのかもしれません。

なぜ血液型でかかりやすい病気とかかりにくい病気があるのか。それには大きく分けて六つの要因があります(図5―2)。

血液型で宿命的に決められている免疫力

その要因の一つは、病原体自体がもっている血液型物質の種類と量によって決まるということです。

人間ドックで集められた成人の血液に含まれるリンパ球の数を調べると、O型がもっとも多く、次いでB型、A型と続き、もっとも少ないのがAB型でした。全白血球のなかのリンパ球の割合を調べると、O型三九%、B型三七%、A型三六%、AB型三四%でした。これは人間ドックを受けた五〇〇〇人の血液を分析した結果です。

図5-3　免疫学的に見た病気に強い血液型ランキング

順位	血液型	理由
1位	O型	抗A抗体と抗B抗体の両方を持ち、 さまざまな病気に強い
2位	B型	抗A抗体をつくるほうが 免疫活性が高い
3位	A型	抗B抗体をつくるほうが 免疫活性が低い
4位	AB型	抗A抗体も抗B抗体もないので、 さまざまな病気にかかりやすい

抗体産生はリンパ球で行なわれていますから、リンパ球が多いということは抗体産生がよく行なわれているということを意味します。ということは、血液型によって免疫力の差が決まってくるということです。

免疫力のもっとも強いのはO型の人です。次いでB型、そしてA型、もっとも弱いのはAB型ということです（図5―3）。

なぜ血液型によって免疫力の差が決まるのでしょうか。

O型の人は、血清中に抗A抗体と抗B抗体という二種類の抗体を絶えずつくっています。血液型物質に対する抗体をつくる能力は、全抗体生産能力の五％にも達するといわれています。絶えず二種類の抗体をつくるということは、免疫力が常に活性化されているということなのです。

逆にAB型の血清中には血液型物質に対する抗体はありません。抗A抗体も抗B抗体もつくらなくてよいというわけです。したがって、AB型の人の免疫力は他の血液型の人にくらべてもっとも低くなります。

何度も述べたように、ABO式血液型は、赤血球の表面についている糖鎖の違いによって

図5-4　スポーツ選手と血液型

北京オリンピックに出場した日本選手の血液型

朝原《あさはら》　宣治《のぶはる》（陸上）	B
末續《すえつぐ》　慎吾《しんご》（陸上）	O
為末《ためすえ》　大《だい》（陸上）	A
室伏《むろふし》　広治《こうじ》（陸上）	A
内柴《うちしば》　正人《まさと》（柔道）	B
石井《いしい》　慧《さとし》（柔道）	O
鈴木《すずき》　桂治《けいじ》（柔道）	AB
入江《いりえ》　陵介《りょうすけ》（競泳）	A
北島《きたじま》　康介《こうすけ》（競泳）	B

渋井《しぶい》　陽子《ようこ》（陸上）	O
池田久美子《いけだくみこ》（陸上）	B
野口《のぐち》みずき（陸上）	O
土佐《とさ》　礼子《れいこ》（陸上）	O
谷《たに》　亮子《りょうこ》（柔道）	B
谷本《たにもと》　歩実《あゆみ》（柔道）	A
吉田沙保里《よしださおり》（レスリング）	O
伊調《いちょう》　馨《かおり》（レスリング）	B
福原《ふくはら》　愛《あい》（卓球）	B

大リーグで活躍する日本人野球選手の血液型

松井《まつい》　秀喜《ひでき》	O
イチロー	B
岩村《いわむら》　明憲《あきのり》	O
福留《ふくどめ》　孝介《こうすけ》	B
松井稼頭央《まついかずお》	O
上原《うえはら》　浩治《こうじ》	B
松坂《まつざか》　大輔《だいすけ》	O
斎藤《さいとう》　隆《たかし》	O
岡島《おかじま》　秀樹《ひでき》	O
川上《かわかみ》　憲伸《けんしん》	O

区別されます。

ところが、A糖鎖の抗原量（糖鎖を構成しているたんぱく質と糖の量）のほうが、B糖鎖の抗原量より多いことが知られています。したがって、抗体をつくる必要性は抗A抗体のほうが抗B抗体より大きくなります。つまり抗A抗体をつくるほうが免疫力が高くなるのです。

そうすると血液型で、免疫力がもっとも強いタイプはO型の人ということになります。次にB型の人で、続いてA型の人で、もっとも免疫力の低いグループはAB型という順序になるのです。

つまり、生まれながらにして免疫力は血液型によって差があるのです。

スポーツ選手は免疫力が強く、集中力もあって、ストレスに強いO型の人とB型が有利なようです（図5―4）。北京オリンピックに出場した選手の多くがO型かB型、特にマラソンや柔道でその傾向が強くなっています。米国の大リーグで活躍している日本人選手を見ても、その多くがO型かB型です。

これとは反対にA型が多いのが、報道番組のキャスターたちです。情熱的な人が多く、純文学を志すようなタイプの人が多いのです。免疫力の低いAB型の人は感受性が強く芸術肌になりますが、多少オタク気味になりがちです。

免疫は感染症にかかるのを抑えるばかりでなく、がんの発生やアトピーの成立にも関与します。免疫の強い人は感染症やがんなどにかかりにくいだけではありません。アトピーや自己免疫疾患をはじめ、心の病気にもなりにくいのです。

なぜ血液型でかかりやすい病気とかかりにくい病気があるのか、その要因の二つ目は、血液型によって宿命的に免疫力が決まっているということなのです。

乳酸菌にも血液型の好みがある

血液型によってかかりやすい病気とかかりにくい病気があることの第三番目の要因は、病原菌がどの血液型物質と結合しやすいかという「親和性」の問題です。

最近、東北大学農学部の齋藤忠夫教授らの研究グループが腸管表層部を覆《おお》っている「ムチン」に多量のＡＢＯ血液型物質が存在し、Ａ型やＢ型に相応した乳酸菌が結合していることを明らかにしました。

先日、私は齋藤教授から次のようなメールをいただきました。

「先生の寄生虫学でのご研究は国内外でも著名ですので、よく存じ上げております。その藤田先生が、血液型と疾病との関連で発言されましたので、大いに注目させて頂いた次第です。先日『所さんの目がテン！』という血液型の番組では、先生のお姿を拝見でき、さっそくビデオに録画させて頂きました。先生のご学説のように、血液型によってかかりやすい病気があると私も確信しています。

最近、私は人間の腸管に棲む乳酸菌から人のＡＢＯ式血液型を認識する菌株を見いだし、勝手ながら『血液型乳酸菌』と命名させていただきました（図5―5）。私はこれまでの研究から、胃や腸の病気の多くが、消化管内微生物がムチンの血液型物質とどう結合しているか、その親和性と関連して発生してきたものと考えています。現在、未知の消化管の病気が、血液型乳酸菌などを使って競合的阻害によって治せるのではないかと思って実験を続けています」

乳酸菌は、私たちの免疫力を増強し、健康増進に役立つ有用菌として注目されています。その乳酸菌が、人間の血液型物質を認識して腸内に長時間とどまっていることが齋藤教授らによって明らかにされたのです。つまり、乳酸菌にはA型やB型の血液型物質、それぞれを

図5-5 「血液型乳酸菌」とは

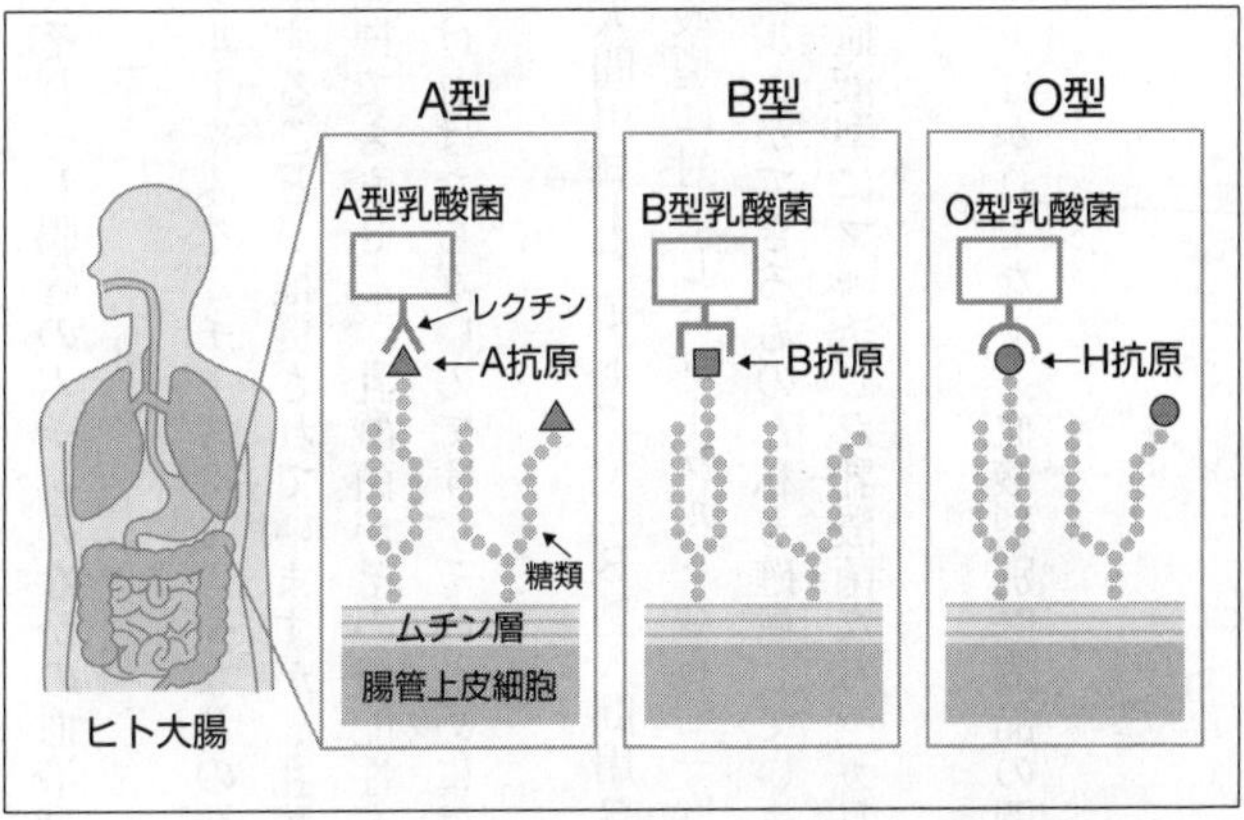

（松尾啓樹、齋藤忠夫：「化学と生物」、2007より）

ヒト大腸ムチンに存在するABO血液型物質に特異的に結合する乳酸菌がある。

好むものがあって、それぞれ腸管のムチンのなかの血液型物質と結合していることが分かったのです。

乳酸菌は、ヨーグルトやみそ、チーズやキムチなどの発酵食品にも含まれています。これらの食品を多く摂取することが推奨されていますが、乳酸菌が一時的に腸内を通過するだけでは十分な効果を発揮できません。乳酸菌がその機能性を維持するためには、乳酸菌が腸内に長く留まっていなければならないのです。そのためには腸管表層のムチンに結合することが必要だったのです。

そのうち、「A型人間用ヨーグルト」や「B型人間用ヨーグルト」が開発されるかもしれません。「自分の血液型に対応したヨーグルトなら、一度食べるだけで効果は数カ月」というような夢のヨーグルトができるものと私も確信しています。乳酸菌は普通三日程度で腸から排出されますが、血液型にマッチした乳酸菌なら一カ月以上も腸に定着することが分かったからです。

血液型別ヨーグルトばかりでなく、血液型別医療品の開発も、そのうちに検討されることでしょう。

ヒトの血液型に合わせて進化したピロリ菌

腸管の血液型物質との結合を巧《たく》みに利用しているのは、この乳酸菌ばかりではありません。ノロウイルスやピロリ菌など、私たちの胃や腸のなかで悪さをする「悪玉菌」も利用しているのです。実は、血液型物質と特異的に結合する腸内細菌が、乳酸菌より先に見つかっていたのです。

胃潰瘍の原因となり、胃がんとも関連する「ヘリコバクター・ピロリ菌」のことを知っている人も、最近では多くなりました。

このピロリ菌の感染が人間の血液型と関係していたのです。かつての私の同僚だった中澤《なかざわ》晶子《てるこ》山口大名誉教授を中心とした研究グループが明らかにしました。

胃の粘膜ムチンにも糖鎖が異なる血液型物質が存在しています。一方ピロリ菌は、胃の粘膜に取りつくための「接着因子」というたんぱく質を数種類もっています。研究グループは、細胞の血液型物質に付着するたんぱく質に注目しました。

採取した計三七三株について、血液型と感染との関係を調べたところ、ヨーロッパや日本などで分離された菌は、九五％がＡＢＯのどの血液型物質にも付着する万能タイプでした。

ところが、人口の大多数がO型のペルーなどで分離された南米の菌は、六二%がO型だけに付着する特定タイプだったのです。このことから、ペルーなどインディオの人々に感染しやすくするために、ピロリ菌が自らO型に特異的に結合する形に変異していった可能性が考えられるのです。

中澤教授らが、さらにこのピロリ菌の遺伝子を調べたところ、スペインに存在しているピロリ菌と遺伝的に近いことが分かりました。中澤教授の研究グループは、ペルーの人たちが感染しているピロリ菌は、約五〇〇年前にスペインからもちこまれ、独自に進化した可能性が高いと考えています。

このように、細菌たちは人間の血液型に合わせて変幻自在に姿を変えつつ、人間の体に侵入していることが明らかにされたのです。ピロリ菌の感染力が強いのは、ピロリ菌が宿主である人間の血液型に合わせて胃の粘膜のムチンに結合するたんぱく質の型を調整する能力をもっているためだったのです。

ピロリ菌は、世界の半数以上の人たちの胃に棲みついているといわれています。どうしてこれほど高率に感染しているのか、これまで謎だったのですが、その背景には人の血液型を利用した、ピロリ菌の巧みな順応性があったのでした。

ノロウイルスに感染しやすい血液型、感染しにくい血液型

冬の食中毒で代表的なものは、ノロウイルス性胃腸炎です。

このウイルスはカキなどの二枚貝にいますが、食品のなかでは増えずに、人間の腸のなかで増殖します。このノロウイルスも、人間の腸表面のムチン上の血液型物質をレセプターにして感染していることを、A・M・ハトソン博士らが発見しました。

これを受けて、北海道立衛生研究所感染症センターの三好正浩《みよしまさひろ》先生らは、北海道で発生したノロウイルスによる集団食中毒において、ABO血液型と発症との関係を調べました。

その結果、もっとも高い発症率を示した血液型はA型で、七一・一%（一八七名中一三三名）、反対にもっとも低い発症率を示したのが、AB型の五五・三%（四七名中二六名）でした。両者の間には、統計的に有意な差（危険率二・五%以下）が認められたのです。

そして、このノロウイルスの感染者のなかで、どの血液型の人の家族にノロウイルスが伝染していたかを調べたところ、やはりA型が一番多くて四一・四%（一三三家族中五五家族）

でした。ＡＢ型はもっとも少なく、一九・二％（二六家族中五家族）で、両者の間には、やはり統計的に有意な差（危険率二・五％以下）が認められたのです。

つまり、北海道で発生したノロウイルスの集団感染では、Ａ型の人にうつりやすいが、ＡＢ型の人にはうつりにくく、またＡＢ型に感染したノロウイルスは二次感染する力も低下していることが分かったのです。今回、三好先生が研究対象にしたノロウイルスは、胃のムチンのＡ型物質に親和性をもったウイルスだったのです。

今回の調査では、ほかにもいろいろなことが明らかになっています。

ＡＢ型の人は、下痢の回数も他の血液型の人にくらべて有意に少なくなっていました。また、ノロウイルスの感染を受けて発症するまでの時間もＡＢ型がＯ型の人よりも有意に長いという結果が得られました。

つまり、ノロウイルスの感染による病気の症状や病態が、人間の血液型によって大きく異なるという興味深い知見が得られたのです。

世界にはＡ型物質を好むノロウイルスはむしろ少なく、Ｏ型物質を好むノロウイルスのほうが有名です。Ａ型人間が多い日本では、Ａ型物質を好むノロウイルスが優位に存在しているのかもしれません。

そして、ピロリ菌やノロウイルスが、ABO血液型物質以外に、もう一つの血液型物質にレセプターをもっていることも分かりました。それはルイス式血液型物質なのですが、これに関する詳しい解析はこれからなのです。

潰瘍性大腸炎の治療に役立つ「血液型乳酸菌」

前述のように東北大学の齋藤忠夫教授の研究室では、人に有害な「血液型病原菌」が広く自然界に存在していることを確認しています。

一方、腸の病気には原因の分からないものがたくさん存在します。最近増えている炎症性腸疾患に、潰瘍性大腸炎やクローン病があります。これらの病気は肉食を中心とする欧米型食生活が関係しているといわれていますが、本当の原因は不明のままで治療法も確立していません。

私たちの研究によると、これらの病気になった人は、回虫抗原に対して抗体をもつようになることが分かっています。事実、米国では潰瘍性大腸炎の患者に生きた回虫を感染させて治療に成功した例が報告されています。

最近、慈恵医大・柏病院の大草敏史《おおくさとしふみ》教授らは潰瘍性大腸炎の炎症部位には「バリウム菌」が特異的に多数存在していることを明らかにしました。このバリウム菌も腸粘膜のムチンに存在する血液型物質に結合していたのです。

つまり、潰瘍性大腸炎は、肉食中心の偏った食生活により腸内の細菌フローラ（生態系）のバランスがくずれ、そこにバリウム菌などの悪玉菌が寄ってきて病変を起こしたと考えられるのです。

このことは、ムチンの血液型物質と特異的に結合する乳酸菌を増やして、腸内フローラを改善すれば、潰瘍性大腸炎を治せるかもしれないということを意味します。潰瘍性大腸炎やクローン病などの病気にかからなくする予防法にもなるということです。

齋藤教授らの研究グループは、血液型物質に付着能の高い「血液型乳酸菌」を投与することによって、血液型物質に付着する「病原菌」を排除しようとする試みを行なっているのです。

具体的な例を示すと次のようになります（図5—6）。

図5-6　血液型乳酸菌が病原菌を排除する

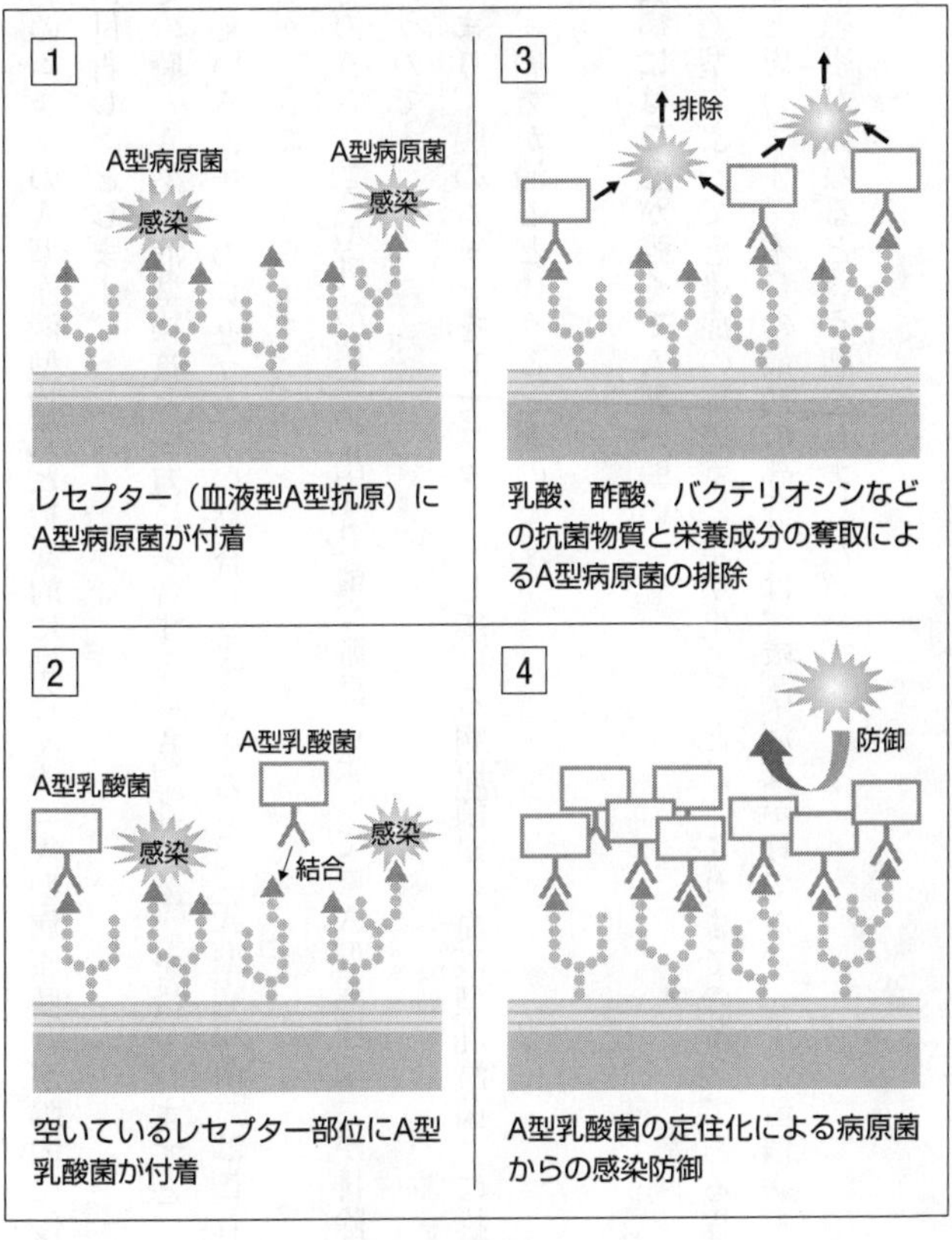

（松尾啓樹、齋藤忠夫：「化学と生物」、2007より）

「A型乳酸菌」が「A型病原菌」を排除するメカニズム。同様に「B型乳酸菌」や「O型乳酸菌」も自分と同じ血液型物質をもつ病原菌を排除する。

腸のムチンのA型血液型物質と特異的に結合する「A型病原菌」が腸内に侵入して、ムチンに付着したとします。

その時、A型血液型物質と強力に結合する「A型乳酸菌」を投与しますと、その菌はまず空いているムチンのレセプターに結合します。すると、「A型病原菌」はこれ以上増殖することができなくなります。

そのうち、「A型乳酸菌」の出す乳酸や酢酸によって「A型病原菌」が排除されてしまうというのです。

つまり、腸のムチンをレセプターにしている病原菌が「血液型乳酸菌」に排除され、その結果、病気が治るということなのです。

心臓病にはO型が強くてA型が弱い

血液型によって感染症の罹患率に差が出ることは、これまでの解説である程度理解されたことと思います。本章の最初の部分では、感染症ばかりでなく、生活習慣病も血液型によって罹患率が異なるという話をしました。

しかし、本書をここまで読んできた人でも「感染症の話はまあよいとして、その他の病気が血液型に影響を受けるなんて考えられない、そんなのまやかしだ」と考える人が少なくないのではないでしょうか。

そんな人たちの常識に一石を投じたのが、最近（二〇〇八年九月）ドイツで開催された欧州心臓病学会での二つの発表でした。参加者三万人を超えたこの学会で、「患者のＡＢＯ血液型によって心臓病や血栓症になるリスクに違いがでる」という研究報告が相次いでなされたのです。

一つは心臓疾患のあるイタリア人、四九〇一名のレトロスペクテーブ（振り返り）研究です。心臓病罹患者のうち最多がＯ型の四三・三％、Ａ型四一・四％、Ｂ型一一・二％、ＡＢ型は四・一％でした。しかし、イタリア人の全体の血液型割合から見ると、Ａ型が断然多く、Ｂ型が少ないという結果でした。

これら四九〇一例でどんな要因が「死亡率」を高めているか調べたところ、「糖尿病」「心臓病」「年齢」とならんで、「血液型Ａ型」が重要な要因として出てきたというのです。「心臓死」に限ると「Ａ型によるハザード比」は二倍から二〇倍にも高くなっていました。

Ｏ型にくらべＡ型の人の「心臓死」の割合がやはり有意に高くなっていました。

もう一つの研究はスペインのムルシア大学のＶ・ロルダン博士が発表したものです。心筋梗塞や深部静脈血栓症の七八三例のデータを集め解析したところ、Ｏ型の患者はこれらの病気に有意にかかりにくいことが分かったというものです。

私がかねてから主張している通り、血液型が罹患率を左右している病気は感染症に限らず、心臓病など生活習慣病にまで及ぶことは本当のようです。

血液型遺伝子とかかりやすい病気の関係

なぜ血液型によってかかりやすい病気があるのか、その第四番目の要因は、血液型遺伝子の存在部位との関係です。ＡＢＯ式血液型を決定する遺伝子は、第九番染色体の長腕（ｑ）のバンド34にあることを第二章で述べました。

問題は、血液型とは一見何の関係もないほかの遺伝子が、血液型遺伝子のすぐ近くにあって影響を相互に受けるということです。

例えば、胃酸の濃度を決定する主要な遺伝子は、血液型遺伝子の座「９ｑ34」のごく近くにあります。したがって、血液型によって胃酸の濃度が影響を受ける可能性があるということです。一般的にO型の人が胃酸の濃度が高いというのは、このことが関係しているのかもしれません。

遺伝子の存在部位から病気にかかりやすいかどうか、病気相互間に関連があるかどうか、検討する研究分野があります。「遺伝子連鎖」について研究する「遺伝子疫学」という学問です。まだ研究はそれほど進んではいませんが、この研究が進めば、血液型と病気の関連についてもっと明確な話ができるようになることでしょう。

この「遺伝子連鎖」の研究で今、もっとも注目されているのが、「血液型と脳との関連」です。ドーパミンをノルアドレナリンに変える酵素「ドーパミン‐β‐ハイドロキシラーゼ（DBH）」の遺伝子が、ちょうど「9q34」に存在しているのです。

つまり、血液型遺伝子の真上に存在しているのです。これは血液型がドーパミン関連の病気、パーキンソン病や、ストレス関連の病気にも関係があるということを示すものでしょう。

O型はストレスを感じている時、カテコールアミン（ノルアドレナリン、アドレナリン）の血中濃度が低下しにくい体質であることが知られています。このO型の特性は、ドーパミンをノルアドレナリンに変える作用をもつDBHの活動と関係があるという報告があります。ドーパミンの変動に関係して起こる障害の多くはO型に見られることでも、そのことが裏付けられると考えられるのです。

統合失調症は、過剰なドーパミンによって引き起こされるともいわれています。そのためドーパミン受容体をブロックする薬が治療に使われています。

うつ状態になるのは、脳内のカテコールアミンの欠乏であり、躁うつ状態になるのは、脳内に過剰なカテコールアミンが蓄積した状態といわれています。そのためO型は躁うつ病にかかりやすいのです。

このように多くの脳内のドーパミン関連の病気がDBHの活動と関連し、しかも血液型の影響を受けていることが明らかになりつつあります。しかし、これらがどのようなメカニズムで相互に関連があるかについては、現在のところ明確には分かっていません。

さて、血液型によって影響を受ける病気の話はだいたい言いつくしてきました。しかし、最後にもう一つの要因が残っています。

血液型によってかかりやすい病気がある、その第五番目の要因は、第四章で述べたように、食物のなかにある「レクチン」という物質と血液型物質の「吸着性」の問題です。

民族の血液型構成は蚊が決めた？

さらに、血液型によってかかりやすい病気とそうでない病気が出てくる要因にはこの五つの他に、住んでいる環境に左右される外的な要因があるのです。それは媒介昆虫が介在する感染症の場合です。

有名なのは、ハマダラカが媒介するマラリアという病気です。

数年前、私はネパールのカトマンズで開かれた国際熱帯病シンポジウムに日本代表として招待されました。

そのシンポジウムでは、インドのハティ博士が「インドのマラリア」というタイトルで基調講演を行なったのですが、内容の大部分はハマダラカの吸血習性の研究で、結論は「ハマダラカはO型を好む」というものでした。

博士は、被験者をA、B、O、ABの血液型ごとにグループ分けして、ハマダラカを放しました。その結果、O型のグループがもっとも蚊の攻撃を受けたというのです。さらに、吸血した蚊を回収して、吸った血液の凝集反応を調べたところ、やはりO型の人の血液をもっともよく吸血していました。

博士は、ハマダラカは人の汗などに含まれている血液型物質を吸血前に判別しており、O型関連物質が蚊の嗅覚《きゅうかく》を刺激して蚊を誘引しているらしいと語っていました。

この結果から予測すると、マラリアにかかりやすいのはO型の人だろうということになるのですが、そう簡単にはいかないのが感染症の複雑なところです。

アメリカの血液学者のミラー博士らが、一九七六年に行なった実験で、O型の人はマラリアの一種、三日熱マラリアに抵抗性を示すことが明らかにされたのです。

つまり、マラリアを媒介する蚊はO型人間を好むが、そのO型人間はマラリア原虫に抵抗性を示すという、ややこしい事態なのです。つまり、ABO血液型とマラリアの感染との関係は、それほどはっきりしていないというのが本当のところです。

しかし、ABO血液型ではありませんが、「ダフィー血液型」とマラリア感染とはとても強い関係があるのです。

ダフィー血液型にはFy（a+b−）型、Fy（a+b+）型、Fy（a−b+）型とFy（a−b−）型の四種類があります。ヨーロッパ民族には、このうちFy（a−b−）型の人間はまったくいないのです。日本人にもたった一％しか、このタイプの血液型はいません。

ところが、アフリカ系の民族では、日本人やヨーロッパ系の民族にはまったく見られないFy（a−b−）が、圧倒的に多いのです。アフリカ系民族の六八％がこのタイプの血液型なのです。

実は、アフリカの人々の血液型構成をこのように変えてしまったのが、マラリアだったのです。

マラリアは赤血球に入った原虫が、脳の毛細血管を栓塞《せんそく》させて人を死に追いやりますが、Fy（a−b−）型の赤血球には、マラリア原虫がつかまる場所がないのです。ハマダラカを媒介してマラリア原虫が体内に侵入し、赤血球上に現われても、つかまる場所がないので、原虫は増殖できずに死んでしまうのです。

つまりFy（a−b−）型の人は、マラリア原虫をもった蚊に刺されても、マラリアには感染せずに生き残れるということです。

また、Fy（a+b−）型やFy（a−b+）型の赤血球に、キモトリプシンというたんぱく分解酵素を作用させると、マラリア原虫が赤血球につかまる部分が消化されてなくなってしまいます。そうすると、やはりマラリア原虫は感染できなくなります。

もともとアフリカにはFy（a+b−）型の人も、Fy（a+b+）型の人も、Fy（a−b+）型の人もいたと考えられます。しかし、もともとはわずかしか存在しなかったFy（a−b−）型の人だけがマラリアの攻撃から逃れて生き残り、同じ血液型の子孫を残してきたのでしょう。例えば、中央アフリカに定住するピグミー族のダフィー血液型は、一〇〇％Fy（a−b−）型です。

民族の血液型構成は、単に遺伝で決められているのではなく、その民族を襲ってきた数々の病原体の影響を受けてきたという側面もあるのです。

なぜインド人にはO型が少ないのか

O型人間を好む伝染病としてコレラがあります。第三章で述べたように、コレラ菌はO型人間を好み、激しく襲いかかります。

一九七九年から八二年にかけてバングラデシュのマトラブ病院で調査した結果によりますと、この地域のO型の人の割合が三〇％だったのに対し、コレラ菌が感染した患者の六〇％以上がO型だったのです。

現在世界で流行しているコレラには、「古典型コレラ」と「エルトール型コレラ」の二種類があります。

エルトール型コレラは一九〇〇年代の後半に出現した新しいタイプで、病原性は比較的弱いとされています。日本の江戸時代に流行したコレラは古典型で、「コロリ」と死んでしまうような病原性の強いものでした。

O型の人は、この古典型とエルトール型のコレラ双方に感染しやすく、また重症になりやすいことが知られているのです。

古典型コレラの原発地はインドのベンガル地帯を中心とした地域で、紀元前四〇〇年頃から存在していた地方病でした。長い間、この地域で流行を繰り返していましたが、それが十九世紀から二十世紀初頭にかけて、突如世界的に大流行しはじめました。

世界での古典型コレラの大流行は計六回ありましたが、コレラのパンデミック（世界的流行）が繰り返し起こっているうちに、古典型のコレラ菌の毒性が弱まり、今では古典型コレラの流行は原発地のインドベンガル地帯に限局されるようになりました。

コレラ菌に対してはO型の人が弱く、AB型の人はその逆で非常に強くて、A型やB型はその中間であることが分かっています。

ガンジス河デルタ地帯では、何千年もの間コレラの流行が絶え間なく続きました。インド人、特にガンジス河下流域の住民は、O型の割合が世界中でもっとも少なくなっています。これは、コレラの流行でO型の人が犠牲になったことが考えられます。

比較的毒性が少ないエルトール型のコレラ菌で大流行が起こった例があります。一九九一年一月末にペルーで起こった流行は、大変な騒動になりました。

ペルー市のスラム街で起こったコレラの感染は、瞬《また》く間に市内を席捲《せっけん》し、二月半ばにペルー全土に拡がりました。二月末にはすぐ隣のエクアドルに、三月にはその北のコロンビアに、四月にはチリ、五月にはブラジル、六月にはメキシコというように、中南米に流行が拡大していったのです。

どうして、弱毒株のエルトール型コレラの感染が、中南米でこれほど拡大してしまったのでしょうか。

理由は二つあります。

一つは、中南米には、それまで一〇〇年以上もコレラの流行がなかったのです。つまり、中南米の人々はコレラ菌に対する免疫をもっていなかったのです。

もう一つの理由は、ペルーをはじめ中南米の人々はほとんどO型であるということです。コレラ菌に弱いO型の人たちが多数を占めていたので、弱い毒性であってもあんなに大流行になってしまったのでしょう。

天然痘《てんねんとう》・ペストと血液型との関係

マラリアやコレラという恐ろしい伝染病が血液型によって感染力が異なるという話をしてきました。

しかし、血液型によって感染力が異なるのは何もマラリアやコレラに限ったことではありません。過去に人類を滅亡寸前にまで追いやった天然痘やペストもそうなのです。

天然痘は、一九八〇年にＷＨＯ（世界保健機関）によって世界から根絶された伝染病ですが、その破壊力は凄《すさ》まじいものだったようです。一世紀の後半以降にイタリアを襲った天然痘の流行によって、当時の人口の四分の一が亡くなってしまったほどです。

天然痘は、もともとインドの地方病だったようです。インドの古い文献に天然痘のことが記されています。それがインド亜大陸から西に移動し、エジプトにも広がったようです。紀元前一一五七年に死亡したエジプト第二十王朝のラムセス五世のミイラの顔には、天然痘の跡を示す「あばた」が見られます。

一九六〇年代に行なわれたインドやアフリカの調査では、天然痘に対して弱かったのはA型とAB型だとされました。O型とB型をあわせたグループに比べ、かかりやすさで六倍、死亡率で四倍という大きな差が出たのです。

天然痘は、コレラとは逆にO型の人が抵抗力があったのです。

コレラと同様に、O型の人が犠牲になった伝染病としてペストがあります。ペストにはO型人間が弱く、ペストが激烈に流行した地域にはO型の人口が比較的少ないことが知られています。

ペストはもともと人の病気ではなかったようです。インドと中国の境、ヒマラヤ山麓《さんろく》周辺に棲むクマネズミなどの齧歯類《げっし》が古くからもっていた病気のようで、ノミを介して感染が繰り返されていました。

やがて、そのクマネズミが人と接触するようになり、人の間でも大流行するようになったのです。六世紀半ばのヨーロッパでの流行は、中東から船で運ばれたことが分かっています。

ペスト菌は、ヒマラヤ山麓からじわじわ中東に広がり、それがヨーロッパ全土に大流行を起こすことになりました。十四世紀には、イタリアの人口の約半分が死亡したといわれています。ヨーロッパ全土でもペスト菌による「黒死病」によって約三分の一の人が死亡したのです。

人類の歴史は、細菌やウィルス、寄生虫などの病原微生物との闘いの歴史でもありました。

その間、人間は必死になって食料を確保し、子孫を増やすために精力をつぎ込んできたことでしょう。しかし、それをしばしば阻《はば》んだのが、マラリアやコレラ、天然痘やペストなどの伝染病だったのです。

中世にはヨーロッパを襲ったペスト菌による黒死病や天然痘、梅毒の大流行がありました。コレラはアジアを中心に猛威を振るいました。マラリアは、現在もアフリカを中心に常に人類を脅《おびや》かしています。

しかし、人類はこれらの病原菌による伝染病によって多くの犠牲者を出しながらも、ともかく今日までヒトという種を維持してきました。そこには、赤血球ばかりでなく、私たちの体中に存在する血液型物質が関係していたのでしょう。

民族の血液型構成を変えた梅毒

ところで、民族の血液型構成にもっとも大きな影響を与えた感染症は梅毒だと私は考えています。梅毒の感染を受けた民族の血液型分布がどのように変わっていったのか、その変遷《へんせん》を見てみましょう。

梅毒はもともとアメリカ大陸の地方病でした。一四九二年、コロンブス一行がアメリカ大陸からヨーロッパに持ち込んだことによって、梅毒は全世界に拡大しました。ヨーロッパからアフリカへと流行は拡がり、感染はアジアの最東端である日本にも及びました。

梅毒の感染力のスピードは想像を絶するものでした。二十世紀半ばに特効薬であるペニシリンが開発されるまで、四百数十年間で世界中を流行の渦《うず》に巻き込んでしまったのです。

　梅毒の当初の感染力は凄まじいもので、人類が絶滅してしまうのではないかと危惧《きぐ》されるほどでした。なかでも梅毒に弱いＡＢ型人間は壊滅的な被害を受けました。Ｏ型の人は梅毒に対する抵抗力があったため、Ｏ型以外の血液型の人が淘汰され、ほとんどＯ型人間だけが生き残ったというわけです。

　アメリカ先住民の九〇％がＯ型であるという事実や、北アメリカ、中央アメリカおよび南アメリカに住む人たちのうち、ＡＢ型の割合が常に二ないし三％にすぎないという事実がそのことを裏づけています。

　コロンブス一行がアメリカ大陸からヨーロッパに梅毒をもちこんだ結果、ヨーロッパでもＯ型以外の人の淘汰が起こって、Ｏ型優位の人口構成になりました。

　しかし、この梅毒もヨーロッパからアフリカ大陸へと移行すると、急に感染力が弱ってきました。それはサハラ砂漠以南では、「ヨウ」と呼ばれるスピロヘータ科に属する病原体による感染症が流行していたからなのです。

「ヨウ」は性病ではなく、皮膚と皮膚との接触による、主として乳幼児が感染する伝染病ですが、これが梅毒のスピロヘータとほとんど同じものだったのです。

つまり、「ヨウ」に感染したことのある人は、梅毒に対する免疫ができていたのです。「ヨウ」の流行地では梅毒の感染は弱まり、AB型やB型の淘汰は起こりませんでした。事実、アフリカにはB型優位の民族がいます。

そして、アフリカ大陸を通過した後の梅毒は、O型以外の血液型を淘汰するほどの威力はありませんでした。民族の血液型構成を変えるほどの威力が失われたのです。

民族の血液型構成を変えたのは、先に述べたようなマラリア、コレラ、天然痘、ペストなどの恐ろしい伝染病でした。しかし、もっとも大きな影響力があったのは梅毒だったのではないかと私は考えています。

血液型には、赤血球のABO式のほかにも多数あり、その他に白血球の血液型であるHLAも知られています。私は、これらの血液型の大部分が、私たちを襲ってきた数多くの微生物を迎え撃つための防御システムとして進化してきたのだと考えています。

特に、HLAを詳しく調べてみると、その闘いの歴史の一端を知ることができます。地球に生命が生まれてから約三八億年、人類の祖先が誕生してからおよそ五〇〇万年、今日まで私たちが生き延びてこられたのは、多様なＨＬＡ分子をもつことができたお蔭なのだと私は思っています。

第六章　血液型別・かかりやすい病気とその対策

A型のかかりやすい病気とその対策

血液型によってかかりやすい病気が出てくる要因については前章に詳しく述べました。ここで、その主な要因をもう一度まとめてみると、

① 病原体がもっている血液型物質の量と種類
② 血液型によって宿命的に決められた免疫力の差
③ 病原体がどの血液型物質に吸着しやすいか、その親和性
④ 血液型遺伝子の存在部位との関係
⑤ その他民族性や環境

などがあげられます。

まず、A型の人は一般的に免疫力が弱いので、感染症全般にかかりやすく、がんに対して抵抗力が弱くなります。感染症やがんばかりでなく、糖尿病や生活習慣病にもかかりやすいといえるでしょう。

またA型の人は、A型血液型物質に対する抗体をもっていませんから、A型物質をもっている細菌の体内への侵入を容易に許してしまいます。例としては、数種のサルモネラ菌（リ

オグランデ型、デュバル型、マングール型）、ある種の大腸菌（O6、B90）、そして、肺炎球菌のいくつか（Ⅰ型、Ⅳ型）などがあり、これらの細菌には、感染しやすくなります。

つまり、病原体の種類にもよりますが、食中毒や肺炎にはかかりやすくなるといえます。A型の人がノロウイルスにかかりやすいのは、日本に存在するノロウイルスがA型物質に吸着しやすいからです。恐らく天然痘ウイルスもA型物質に吸着する性質があり、A型の人はかかりやすくなります。

また、A型人間がかかりやすい病気として、「がん」が知られています。

よく知られているのが食道がんと胃がんの他に、結腸がんや直腸がんも同様で、さらに、唾液腺《だえきせん》のがん、咽頭がん、子宮がん、乳がんなど、ほとんどのがんでO型の人がなりにくく、A型の人がなりやすいといわれています。

このうち、もっとも差が出てくるのが唾液腺のがんで、A型がO型に対して、一・六四倍かかりやすいのです。逆にもっとも差がないのは乳がんで、同じく一・〇八倍ということです。

がんばかりではありません。生活習慣病にもその傾向があります。糖尿病、心筋梗塞、狭心症、そしてリウマチ熱や悪性貧血などの自己免疫疾患も、A型の人がなりやすいのです。脳梗塞や胆のう炎、肝硬変も同じような傾向にあります。

A型の人はがんの病因である微生物にも感染しやすく、細胞性免疫能を低下させる傾向がもっとも強いという特徴があります。また、糖尿病や肝臓の病気は、細胞性免疫能が低下した時に発症します。

A型の人は感染症にかかりやすく、感染してしまうと重症化しやすいのですが、それががんの宿主要因として働き、また、細胞性免疫の低下ががんの発生を誘導したとも考えられます。

それではこの辺でまとめてみましょう。

A型人間がかかりやすい病気とかかりにくい病気とを表にまとめ、その主な要因を番号で記すと図6—1のようになります。

さて、ではA型の人が病気にならないようにするにはどうすればよいのでしょうか。

A型の人は、残念ながら血液型の性質で生まれながらに免疫力が弱いのです。そこで、免疫力を高める生活を心がける必要がでてきます。

図6-1　A型がかかりやすい(にくい)病気とその要因

かかりやすい病気	要因*
サルモネラ菌食中毒	①+②
病原性大腸菌食中毒	①+②
肺炎球菌性肺炎	①+②
ノロウイルス食中毒	③
天然痘	③
肺結核	①+②+③
梅毒	①+②
マラリア	①+②+③
がん（胃がん、食道がん、子宮がん）	②+⑤
生活習慣病（糖尿病、心筋梗塞）	②+⑤
自己免疫疾患（リウマチ熱、悪性貧血）	②+⑤

かかりにくい病気	要因*
ペスト	②+⑤

*番号の説明は158ページ本文を参照

免疫力の七〇%は腸内細菌によるものです。そのため、腸内細菌の餌となる穀類、野菜類、豆類、果物類を積極的に摂ることが必要です。防腐剤とか食品添加物が入った食品は、腸内細菌の増殖を抑えます。ファーストフードとか、インスタント食品、レトルト食品などのジャンクフードをなるべく摂らないようにすることが大切です。

がんや脳梗塞、心筋梗塞などの生活習慣病になりやすい体質なので、「活性酸素を抑える」、抗酸化力のある食物や水を多く摂るよう努めることが必要です。具体的には、食物では色のついた野菜や果物、海藻などです。飲料水では、水を分解して作った「還元電解水」とか「アルカリイオン水」がいいでしょう。

ストレスは、中性脂肪に影響を与えて動脈硬化を引き起こしやすいので、日頃からカルシウムを多く含む、硬度三〇〇mg/ℓぐらいの硬水を飲むとよいでしょう。

A型の人は運動することが必要ですが、プロ選手並みの激しい運動は避けるべきです。ウォーキングやごく軽いジョギングを三〇分程度行なう、有酸素運動がおすすめです。

おだやかで安定した生活を好むのがA型の特徴ですから、食事や睡眠、排便のタイミングなどに気をつけ、できるだけ規則正しい生活をすることが望まれます。

O型のかかりやすい病気とその対策

O型の人は生まれながらにして免疫力のもっとも強いグループに属します。ほとんどの感染症に抵抗性を発揮します。特に、梅毒に対して感染しにくく、重症化もしません。O型以外の血液型の人の梅毒感染率は一・七倍にも達しています。

結核もO型の人はかかりにくい病気です。O型の人はB型の人にくらべて一〇%、A型の人にくらべて五%、それぞれ感染率が低くなっています。

それに反して、O型の人がかかりやすい病気にコレラとペストがあります。

これらの病原体はO型物質に対する親和性が強い可能性があるからです。

また、菌体中にO型物質を多量にもっているからです。インフルエンザウイルスA2型にもO型物質に吸着しやすい性質があります。

サルモネラ菌の一部（ブーナ型、ワシントン型）や大腸菌（2B—V）、パラ大腸菌（利根1A、利根1B）などの細菌は、菌体がO型物質でできていますので、O型の人はこれらの菌による食中毒にはかかりやすくなります。

O型の人は免疫力が強いので、前に述べたように、胃がんや食道がん、唾液腺がん、子宮がん、乳がんなどのがんにはなりにくいことが分かっています。糖尿病や脳梗塞、心筋梗塞などの生活習慣病や、悪性貧血、リウマチ熱のような自己免疫疾患にもかかりにくいのです。

ところが反対に、胃潰瘍や十二指腸潰瘍にはとてもなりやすいのです。O型の人のなりやすい病気のなかで際立っているのが、この潰瘍です。O型の人はA型にくらべ、胃潰瘍で一五%、十二指腸潰瘍で実に三〇%も多くなっています。

ABO遺伝子の座と胃酸の濃度を決定づける遺伝子の座の位置が近くにあって、その結果、「O型の人の胃酸の濃度が高い」という傾向になったのではないかと考えられます。

すでに話しましたように、人類ははじめ、すべてO型だったとされています。紀元前四万年頃にクロマニヨン人が現われ、集団で狩りをしていました。この頃にはすでにO型の消化器官の特性が形成されていたものと思われます。つまり、胃酸を多く分泌して肉類を効率よく消化するようになっていたのです。

O型の人が胃潰瘍や十二指腸潰瘍になりやすいのは、紀元前四万年頃から続いている「胃酸の多い体質」が影響しているのかもしれません。もともとO型はストレスには強いのですが、ストレスを受けることによって、さらに胃酸過多になり、潰瘍ができたり胃壁に炎症を起こしやすくなっているのではないかと考えられます。

O型の人の性格として、自己主張が強いというようにいわれることがあります。時として、それが原因で周囲と衝突することが多くなります。そのストレスで、本来ストレスに強いO型の人でも胃潰瘍や十二指腸潰瘍になりやすくなったのではないかと私は考えています。

O型の人がかかりやすい病気と、かかりにくい病気をまとめると図6―2のようになります。その要因についても記しておきました。

昔あるテレビ番組で各血液型ごとに男女五〇〇人ずつ、合計四〇〇〇人にアンケートを取ったデータを発表していました。その、アンケート項目のひとつに「太りやすい血液型」というのがありましたが、その第一位がO型でした。

もちろん、科学的な裏づけとなるデータではありませんが、考えさせられることが多くありました。O型はもっとも免疫力のある人たちです。狩猟民族だった祖先の血を受け継いでいます。O型の人は激しい運動に対応できる血液型だと思います。これは、アスリートで活躍している人には０型が多いことでも説明できます。

現代社会に暮らしていると、あり余るほどの食料に囲まれ、交通が発達しているため歩かず、デスクワーク中心の仕事をすることになりがちです。そうした生活によって、０型の人が特に太りやすくなってしまうのではないかと考えられます。

０型の人は他の血液型の人より運動量を増やす努力が必要でしょう。

さらに、胃酸が多く分泌される０型は、胃の負担を軽減するためにアルカリ性の飲料水を摂るよう心がけることも重要です。

B型のかかりやすい病気とその対策

０型に次いで免疫力のあるB型の人たちは、感染症に対して抵抗性を示すはずですが、実際には結構感染症には弱いといえます。

それはB型物質からなる病原体が意外に多いからなのです。

肺炎はポピュラーな病気ですが、その主要原因である肺炎球菌のなかには、B型物質を多量にもっているものがあります。この肺炎球菌に感染し、重症化すると一時的に患者さんの

図6-2　O型がかかりやすい(にくい)病気とその要因

かかりやすい病気	要因＊
潰瘍（胃潰瘍、十二指腸潰瘍）	④+⑤
コレラ	①+③
ペスト	①+③
サルモネラ菌食中毒	①
病原性大腸菌食中毒	①
インフルエンザ（A2型）	③

かかりにくい病気	要因＊
梅毒	②
結核	②
肺炎	②
がん（胃がん、食道がん、唾液腺がん、子宮がん、乳がん）	②+⑤
生活習慣病（糖尿病、心筋梗塞）	②+⑤
自己免疫疾患（悪性貧血、リウマチ熱）	②+⑤

＊番号の説明は158ページ本文を参照

血液型が変わることがあります。その場合、A型の患者さんがAB型に変化することがもっとも多いようです。

この変化は、肺炎球菌が体内に侵入することによって、この菌がもっているB型物質が体内にばらまかれ、人間の赤血球に付着したために起こるのです。

しかし、これは一過性の現象ですから、肺炎がすっかり治れば患者さんは本来の血液型に戻ります。

このB型物質を多量にもつ肺炎球菌がB型の人の体内に侵入すると、B型の人はB型物質に対する抗体をもっていませんから、肺炎球菌の体内侵入と増殖を簡単に許してしまうのです。

したがって、肺炎球菌のようにB型物質を多くもっている病原体には、B型の人がかかりやすく重症化しやすいことになります。肺炎球菌のほか、サルモネラ菌などもB型物質が多く、B型あるいはAB型の人はサルモネラ菌による食中毒によくかかるというわけです。

大腸菌のなかにもB型物質を多くもつものがあります。例えば大腸菌O88やO26です。したがって、大腸菌による食中毒にもB型はかかりやすいのです。

発疹チフスの病原体であるリケッチア・プロワゼキもB型物質を多くもっています。発疹チフスやつつが虫病のようなリケッチア病にも、B型はかかりやすいということになります。

また、B型の人がかかりやすい病気として有名なのが結核です。B型の人の結核に対するかかりやすさはO型の人にくらべて一〇%も感染率が高いといわれています。

結核菌を分析してみるとB型物質を多量にもっていることが分かりました。

肺炎を起こすのは肺炎球菌だけではありません。インフルエンザウイルスも肺炎をよく引き起こします。インフルエンザウイルスのA1型にはB型の人がかかりやすいことが明らかにされています。このウイルスはB型物質に対して親和性が強いからです。

このように、B型の人は結核をはじめ、肺炎やインフルエンザなど肺の病気にかかりやすいと考えられます。

B型の人がかかりにくいのがコレラと天然痘です。これらの病原体はいずれもB型物質と親和性をもっていないからでしょう。

B型がかかりやすい病気とそうでないものをまとめると図6―3のようになります。

Ｂ型の人は本来免疫力の強いグループに属していますが、いろいろな感染症にもかかりやすい体質です。また、自分の発言で周囲を驚かせ、反感をもたれたり、誤解されることも多く、逆に自分の感覚に合わない相手に対してイライラしたりします。カルシウム不足に注意してください。カルシウム含有量の多い硬度三〇〇㎎／ℓぐらいの硬水を日頃から飲むことが大切です。

また、活性酸素が体内で発生しやすい体質なので、色のついた野菜や果物など「抗酸化作用」のある食品を摂るようにしましょう。

ＡＢ型のかかりやすい病気とその対策

人類史上もっとも新しく生まれたＡＢ型は、皮肉にも免疫力が弱く、一般的にいって感染症にかかりやすいタイプなのです。

特に梅毒のような破壊的な感染症には極めて抵抗力が弱いのです。この感染症の影響で、ＡＢ型の人口が少なくなった地域もあるほどです。実際に梅毒が猛威を振るったアメリカ大陸やヨーロッパの多くの国では、ＡＢ型の人口はわずか数％たらずになっています。

図6-3 B型がかかりやすい(にくい)病気とその要因

かかりやすい病気	要因*
肺結核	①
インフルエンザ	③
肺炎球菌性肺炎	①
サルモネラ菌食中毒	①
病原性大腸菌食中毒	①
つつが虫病	①
梅毒	①

かかりにくい病気	要因*
コレラ	③
天然痘	③

*番号の説明は158ページ本文を参照

それではAB型の人がすべての感染症にかかりやすいかというと、必ずしもそうではありません。梅毒と同様に、過去六回も世界的流行（パンデミック）を繰り返した古典型コレラに対しては、AB型は抵抗力が強いことが知られています。

これらの病気のかかりやすさやかかりにくさを規定しているのが、病原体のA型物質やB型物質に対する親和力の問題です。

梅毒はAB型の人に壊滅的な被害を与えましたが、A型やB型にも被害を与えました。O型人間だけが、比較的影響を受けず生き残ったのです。したがって、梅毒はA型物質やB型物質、その双方に親和性をもっていることが分かります。

一方、古典型コレラに対してはO型の人が弱く、AB型の人はその逆で非常に強くて、A型やB型の人はその中間でした。やはり古典型コレラ菌は、O型物質にだけ特異的に吸着する性質があったのではないかと思われます。

もう地球上から消滅した天然痘にも、AB型はかかりやすい病気でした。A型もかかりやすいが、B型はかかりにくかったのです。したがって、天然痘ウイルスはA型物質にのみ吸着しやすい性質であることが推測されます。

図6-4　AB型がかかりやすい（にくい）病気とその要因

かかりやすい病気	要因＊
梅毒	②＋③
天然痘	②＋③
肺炎球菌性肺炎	①＋③
インフルエンザ（A1型）	②＋③

かかりにくい病気	要因＊
コレラ	③

＊番号の説明は158ページ本文を参照

AB型の人がかかりやすい病気に肺炎球菌性肺炎とインフルエンザA1型とがあります。これらはいずれもB型の人にもかかりやすい病気で、A型の人には見られません。肺炎球菌もインフルエンザA1型もB型物質のみに親和性をもっていることが考えられます。天然痘ウイルスの親和性とまったく逆だったのです。

ここでAB型の人がかかりやすい病気とかかりにくい病気を表示してみます（図6-4）。

AB型はストレスに弱く、疲れやすくて免疫力が低下しやすい特徴があります。そのため、免疫力を高めるよう日頃から努めることが必要です。A型の人の対策のところで述べたように穀類、野菜類、豆類を中心とした食生活と、明るく楽しい生活を心がけることが必要です。

内向的になり、感情の起伏（きふく）を抑える傾向にあるAB型の人にもっとも大切なことは規則的な生活をすることです。NK（ナチュラルキラー）細胞など免疫担当細胞の多くは日内リズムがあるからです。不規則な生活をすると、その日内リズムが乱れて、さらに免疫が低下するからです。

そして、同じ環境にいても他の血液型にくらべてストレスを感じやすいAB型の人は、イライラをやわらげる効果があるカルシウムの多いミネラルウォーターを飲むことをおすすめします。

ストレスを感じやすく、免疫力が低下した人にうってつけのミネラルウォーターには、次のようなものがあります。

ストレスが多い人の体内には活性酸素が増えています。活性酸素は体の細胞を老化やがん化させる働きがあります。したがって、ＡＢ型の人には活性酸素を抑える「抗酸化力」のあるミネラルウォーターを飲むことをおすすめします。具体的には磁鉄鉱などを通過した天然水や水素水、アルカリイオン水などを飲料水に選ぶのがよいと思います。

切りとり線

★読者のみなさまにお願い

この本をお読みになって、どんな感想をお持ちでしょうか。祥伝社のホームページから書評をお送りいただけたら、ありがたく存じます。今後の企画の参考にさせていただきます。また、次ページの原稿用紙を切り取り、左記まで郵送していただいても結構です。

お寄せいただいた書評は、ご了解のうえ新聞・雑誌などを通じて紹介させていただくこともあります。採用の場合は、特製図書カードを差しあげます。

なお、ご記入いただいたお名前、ご住所、ご連絡先等は、書評紹介の事前了解、謝礼のお届け以外の目的で利用することはありません。また、それらの情報を6カ月を超えて保管することもありません。

〒101―8701（お手紙は郵便番号だけで届きます）
祥伝社新書編集部
電話03（3265）2310
祥伝社ホームページ　http://www.shodensha.co.jp/bookreview/

★本書の購買動機（新聞名か雑誌名、あるいは○をつけてください）

＿＿＿新聞の広告を見て	＿＿＿誌の広告を見て	＿＿＿新聞の書評を見て	＿＿＿誌の書評を見て	書店で見かけて	知人のすすめで

★100字書評……血液型の科学

名前

住所

年齢

職業

藤田紘一郎　ふじた・こういちろう

1939年、中国・旧満州生まれ。東京医科歯科大学医学部卒業。東京大学医学系大学院修了。医学博士。東京医科歯科大学医学部名誉教授。人間総合科学大学人間科学部教授。専門は寄生虫学、熱帯医学、感染免疫学。
『笑うカイチュウ』(講談社)、『原始人健康学』(新潮社)、『日本人の清潔がアブナイ!』(小学館)、『免疫力を高める 快腸生活』(中経出版) など著書多数。

血液型《けつえきがた》の科学《かがく》
かかる病気《びょうき》、かからない病気《びょうき》

藤田紘一郎《ふじたこういちろう》

2010年2月10日　初版第1刷発行

発行者……………竹内和芳
発行所……………祥伝社しょうでんしゃ
〒101-8701　東京都千代田区神田神保町3-6-5
電話　03(3265)2081(販売部)
電話　03(3265)2310(編集部)
電話　03(3265)3622(業務部)
ホームページ　http://www.shodensha.co.jp/

装丁者……………盛川和洋
印刷所……………萩原印刷
製本所……………ナショナル製本

Printed in Japan　ISBN978-4-396-11189-2　C0295

〈祥伝社新書〉
目からウロコ！　健康“新”常識

071
不整脈 突然死を防ぐために
問題のない不整脈から、死に至る危険な不整脈を見分ける方法とは！
四谷メディカルキューブ院長 **早川弘一**

109
「健康食」はウソだらけ
健康になるはずが、病気になってしまう「健康情報」に惑わされるな！
医師 **三好基晴**

115
老いない技術 元気で暮らす10の生活習慣
老化を遅らせることなら、いますぐ、誰にでもできる！
医師・東京都リハビリテーション病院院長 **林 桊史《やすふみ》**

155
心臓が危ない
今や心臓病は日本人の死因の1／3を占めている！　専門医による平易な予防書！
榊原記念病院 **長山雅俊**

162
医者がすすめる 背伸びダイエット
二千人の痩身《そうしん》を成功させた「タダで、その場で、簡単に」できる究極のダイエット！
内科医師 **佐藤万成《かずなり》**